**Thomas Einfeldt**

Ausbildungsberuf Zahnmedizinische(r) Fachangestellte(r)
Berichtsheft – Nachweis der Ausbildung
Antworten und Lösungen zu 114 Pflichtaufgaben

D1661708

Thomas Einfeldt

# Ausbildungsberuf
# **Zahnmedizinische**(r)
# **Fachangestellte**(r)

## Berichtsheft – Nachweis der Ausbildung
Antworten und Lösungen zu 114 Pflichtaufgaben

3., komplett neu bearbeitete Auflage

QUINTESSENZ VERLAG

Berlin, Chicago, Tokio, Barcelona, Bukarest, Istanbul, London, Mailand, Moskau,
Neu-Delhi, Paris, Peking, Prag, Riad, São Paulo, Seoul, Singapur, Warschau und Zagreb

## Der Autor

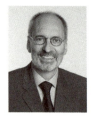

Dr. med. dent. Thomas Einfeldt, Jahrgang 1958, ist seit 1987 niedergelassener Zahnarzt in Hamburg und bildet seit mehr als 25 Jahren aus. Seit über 20 Jahren ist er Mitglied im Vorstand der Zahnärztekammer Hamburg und u. a. für den Bereich ZFA-Aus- und Fortbildung zuständig.

**Bibliografische Informationen der Deutschen Nationalbibliothek**
Die Deutsche Nationalbibliothek verzeichnet diese Publikation in der Deutschen Nationalbibliografie; detaillierte bibliografische Daten sind im Internet über <http://dnb.ddb.de> abrufbar.

**QUINTESSENZ** VERLAG

Quintessenz Verlags-GmbH
Ifenpfad 2–4
12107 Berlin
www.quintessenz.de
© 2015 Quintessenz Verlags-GmbH, Berlin

Dieses Werk ist urheberrechtlich geschützt. Jede Verwertung außerhalb der engen Grenzen des Urheberrechts ist ohne Zustimmung des Verlages unzulässig und strafbar. Dies gilt insbesondere für Vervielfältigungen, Übersetzungen, Mikroverfilmungen und die Einspeicherung und Verarbeitung in elektronischen Systemen.

Lektorat und Herstellung: Quintessenz Verlags-GmbH, Berlin

ISBN: 978-3-86867-242-8
Printed in Poland

# Vorwort

Die Ausbildung zur Zahnmedizinischen Fachangestellten ist staatlich geregelt und in der Ausbildungsverordnung festgelegt. „Ausbilder" ist nach § 28 BBiG eine vom „Ausbildenden" (Firmen- bzw. Praxisinhaber und Vertragspartner der Auszubildenden) mit der Wahrnehmung der Ausbildungsfunktion ausdrücklich beauftragte Person, die dazu persönlich und fachlich geeignet sein muss. Der Zahnarzt als Praxisinhaber ist gleichzeitig **Ausbildender und Ausbilder**, nach § 3 BBiG derjenige, der einen Auszubildenden zur Berufsausbildung einstellt und dazu auch die persönliche Eignung zur Ausbildung besitzt (§ 20 I BBiG).

Laut Ausbildungsverordnung vom 1. August 2001, die noch immer gültig ist, soll der Ausbilder (= Zahnarzt) der Auszubildenden in 114 gestellten Pflichtaufgaben relevante Kenntnisse, Fertigkeiten und Fähigkeiten vermitteln; assistieren kann dem Zahnarzt/Ausbilder dabei z. B. eine erfahrene zahnmedizinische Fachangestellte, die speziell mit dieser Aufgabe betraut wurde.

Diese per Verordnung festgelegten Aufgaben sind teilweise in einer Art formuliert, dass dem unbefangenen Leser nicht gleich klar wird, wie detailliert sie zu bearbeiten sind. Dieses Buch wurde in einer ersten Fassung 2001 geschrieben, um bei der Bewältigung dieser Aufgaben eine Hilfestellung zu geben. Es ist nun im Jahre 2014 an der Zeit, die Antworten und Lösungen zu den gestellten Aufgaben zu aktualisieren. Insbesondere im Bereich Hygiene und Qualitätssicherung hat sich in den vergangenen Jahren viel getan.

Nach wie vor erhebt der Verfasser nicht den Anspruch, eine allein gültige und in jedem Fall vollständige Lösung für die Aufgaben zu liefern. Die Zahnärztekammern in den Bundesländern geben sicher zusätzliche Hilfen. Auch verzichtet das Buch auf die Wiedergabe von auslegepflichtigen Gesetzestexten, von Formularen oder z. B. auf den Abdruck eines Hygieneplans, da diese Unterlagen in den Praxen sowieso vorhanden sein müssen oder aus dem Internet beschafft werden können. Fachbücher, anatomische Zeichnungen und andere didaktische Hilfsmittel sollte jeder Ausbildende und Ausbilder bei der Besprechung der Aufgaben individuell angepasst hinzuziehen. Die Lernortkooperation zwischen Zahnarztpraxen und Berufsschulen kann hierbei wertvolle Hilfe bieten; entsprechende Literatur- und Materiallisten sollten über die Landeszahnärztekammern oder Berufsschulen erfragt werden können.

Auch einen Zeitplan zur Bewältigung der 114 Aufgaben muss jeder ausbildende Zahnarzt selbst aufstellen, insbesondere wenn die regulär dreijährige Ausbildung wegen sehr guter Leistungen der Auszubildenden verkürzt werden kann. Die Rahmenlehrpläne der Berufsschulen geben aber vor, in welcher Reihenfolge die Aufgaben bearbeitet werden sollten, damit sich Praxis und Berufsschule ergänzen. Es sei außerdem deutlich hervorgehoben, dass die 114 Aufgaben im Lernort Praxis bearbeitet werden müssen und keine Schulaufgabe sind oder als „Hausaufgaben" in der Freizeit der Auszubildenden bewältigt werden sollen.

Außerdem hat sich der Autor erlaubt, kritische Kommentare in den Text einzufügen, wenn ihm aufgrund seiner über fünfundzwanzigjährigen Erfahrung als Ausbilder die Formulierungen der Aufgaben weniger passend erschienen. Schließlich sind auch diese Ausbildungsverordnung und die darin enthaltenen Aufgaben nur von Menschen für Menschen erdacht; sie ist ein Kompromiss, der von den verschiedensten Experten formuliert wurde, und nur solange gültig, bis eine neue Form gefunden wird. Sammeln wir also Erfahrungen mit dieser Ausbildungsverordnung und gehen wir positiv gestimmt ans Werk. Der Autor wird sich über Verbesserungsvorschläge zu seinen „Antworten und Lösungen" freuen.

*Dr. Thomas Einfeldt, Hamburg im Januar 2014*

P. S.: Die Ausbildung zur Zahnmedizinischen Fachangestellten wird überwiegend von Frauen absolviert. Außerdem weiß der männliche Autor auch, dass die Zahl der Zahnärztinnen zu- und die der Zahnärzte abnimmt. Nichtsdestotrotz benutzt der Autor im Text der Einfachheit halber überwiegend den allgemeinen Oberbegriff „Zahnärzte" (statt „Zahnärztinnen und Zahnärzte") und schreibt z. B. von „der" Auszubildenden, auch wenn der Autor weiß, dass es auch männliche Zahnmedizinische Fachangestellte gibt; es liegt nicht in seiner Absicht, geschlechtsbezogen zu diskriminieren.

# Inhaltsverzeichnis

| | |
|---|---|
| Der Autor | IV |
| Vorwort | V |
| Inhaltsverzeichnis | VIII |
| Gebrauchsanweisung | XVII |
| A  Wichtige Namen, Adressen und Daten | XXI |
| B  Übersicht über die Lernfelder der Berufsschule | XXII |
| C  Muster „Protokoll eines Ausbildungsgesprächs" | XXIII |
| D  Überblick über die 114 Aufgaben des gesamten Ausbildungsplans | XXIV |

## TEIL 1 — VOR DER ZWISCHENPRÜFUNG

### 1 Der Ausbildungsbetrieb — 3

**1.1 Die Stellung der Zahnarztpraxis im Gesundheitswesen — 5**
a) Aufgaben und Grundlagen der Organisation des Gesundheitswesens erläutern — 5
b) Die besonderen Aufgaben eines medizinischen Dienstleistungsberufes aufzeigen — 8

**1.2 Organisation, Aufgaben, Funktionsbereiche und Ausstattung des Ausbildungsbetriebes — 11**
a) Struktur, Aufgaben und Funktionsbereiche des Ausbildungsbetriebes erläutern — 11
b) Geräte und Instrumente des ausbildenden Betriebes handhaben, pflegen und warten — 13

**1.3 Gesetzliche und vertragliche Regelungen der zahnmedizinischen Versorgungen — 14**
a) Rechtliche Grenzen für das selbstständige Handeln beachten — 14
b) Die ärztliche Schweigepflicht einhalten — 16
c) Über grundlegende Elemente der Sozialgesetzgebung informieren — 18

## 1.4 Berufsbildung, Arbeits- und Tarifrecht 20

a) Bedeutung des Ausbildungsvertrages, insbesondere Abschluss, Rechte und Pflichten, Dauer und Beendigung, erklären 20
b) Inhalte der Ausbildungsverordnung und den betrieblichen Ausbildungsplan erläutern 21
c) Die im Ausbildungsbetrieb geltenden Regelungen über Arbeitszeit, Vollmachten und Weisungsbefugnisse beachten 22
d) Wesentliche Bestimmungen der für den Ausbildungsbetrieb geltenden Tarifverträge nennen 24

## 1.5 Sicherheit und Gesundheitsschutz bei der Arbeit 26

a) Gefahren für Sicherheit und Gesundheit am Arbeitsplatz feststellen sowie Maßnahmen zu deren Vermeidung ergreifen 26
b) Berufsbezogene Arbeitsschutz- und Unfallverhütungsvorschriften anwenden 28
c) Verhaltensweisen bei Unfällen beschreiben sowie erste Maßnahmen einleiten 30
d) Vorschriften des vorbeugenden Brandschutzes anwenden; Verhaltensregeln bei Bränden beschreiben und Maßnahmen zur Brandbekämpfung ergreifen 31

## 1.6 Umweltschutz. Zur Vermeidung betriebsbedingter Umweltbelastungen im beruflichen Einwirkungsbereich beitragen, insbesondere 34

a) mögliche Umweltbelastungen durch den Ausbildungsbetrieb und seinen Beitrag zum Umweltschutz an Beispielen erklären 34
b) Für den Ausbildungsbetrieb geltende Regelungen des Umweltschutzes anwenden 37
c) Möglichkeiten der wirtschaftlichen und umweltschonenden Energie- und Materialanwendung nutzen 37
d) Abfälle vermeiden; Stoff und Materialien einer umweltschonenden Entsorgung zuführen 38

## 2 Durchführen von Hygienemaßnahmen 39
## 2.1 Infektionskrankheiten 40

a) Übertragbare Krankheiten und deren Hauptsymptome beschreiben 40
b) Infektionsquellen, Infektionswege und Infektionsgefahren in der Praxis erkennen 42
c) Maßnahmen zur Vermeidung von Infektionen aufzeigen und entsprechende Schutzmaßnahmen, insbesondere Immunisierung, treffen 45

## 2.2 Maßnahmen der Arbeits- und Praxishygiene    48
a) Bedeutung der Hygiene für Praxis, Arbeitsplatz und eigene Person erklären    48
b) Arbeitsmittel für Hygienemaßnahmen unterscheiden und sachgerecht handhaben    51
c) Maßnahmen der Hygienekette auf der Grundlage des Hygieneplanes der Praxis durchführen    52
d) Hygienische Vor- und Nachbereitung von Instrumenten und Geräten durchführen    53
e) Kontaminierte Materialien und Abfälle erfassen, sammeln, wiederaufbereiten und entsorgen    54

## 3 Arbeitsorganisation, Qualitätsmanagement    55
### 3.1 Arbeiten im Team    56
a) Sich in das zahnärztliche Team integrieren, mit Mitarbeitern kooperieren und eigenverantwortlich handeln    56

## 4 Kommunikation, Information und Datenschutz    59
### 4.1 Kommunikationsformen und -methoden    60
a) Verbale und nonverbale Kommunikationsformen anwenden    60
b) Gespräche personenorientiert und situationsgerecht führen    61

### 4.2 Verhalten in Konfliktsituationen    62
b) Konfliktsituationen erkennen und einschätzen    62

### 4.3 Informations- und Kommunikationssysteme    62
a) Möglichkeiten der elektronischen Datenerfassung, -verarbeitung und des Datenaustausches nutzen    62

### 4.4 Datenschutz und Datensicherheit    63
a) Vorschriften und Regelungen zum Datenschutz im internen Praxisablauf und bei externen Kontakten anwenden    63

## 5 Patientenbetreuung    65
a) Auf die Situation und Verhaltensweise des Patienten eingehen    66
b) Patienten unter Berücksichtigung ihrer Erwartungen und Wünsche vor, während und nach der Behandlung betreuen    69

## 6 Grundlagen der Prophylaxe    71
a) Ursachen und Entstehung von Karies und Parodontalerkrankungen erläutern    72

## 7 Durchführen begleitender Maßnahmen bei der Diagnostik und Therapie unter Anleitung und Aufsicht des Zahnarztes/der Zahnärztin — 73

### 7.1 Assistenz bei der zahnärztlichen Behandlung — 74

a) Gebräuchliche Fachbezeichnungen und Abkürzungen der zahnmedizinischen Terminologie sowie des Abrechnungswesens anwenden — 74

b) Untersuchung und Behandlung vorbereiten; bei der Befundaufnahme und diagnostischen Maßnahmen mitwirken — 74

c) Bei konservierenden und chirurgischen Behandlungsmaßnahmen assistieren, insbesondere Arzneimittel, Werkstoffe und Materialien vorbereiten und verarbeiten, Instrumente handhaben, instrumentieren und Behandlungsabläufe dokumentieren — 75

## 8 Hilfeleistungen bei Zwischenfällen und Unfällen — 77

a) Maßnahmen zur Vermeidung von Not- und Zwischenfällen ergreifen — 78

b) Symptome bedrohlicher Zustände, insbesondere bei Schock, Atem- und Kreislaufstillstand, Bewusstlosigkeit, starken Blutungen und Allergien, erkennen und Maßnahmen einleiten — 79

c) Bei Maßnahmen des Zahnarztes bei Zwischenfällen mitwirken — 79

d) Dokumentation auf Anweisung durchführen — 79

e) Erste-Hilfe-Maßnahmen bei Unfällen, insbesondere bei Unfällen mit Infektionspotenzial, einleiten und durchführen — 80

f) Rettungsdienst alarmieren — 81

## 9 Praxisorganisation und -verwaltung — 83

### 9.1 Verwaltungsarbeiten — 84

a) Patientendaten erfassen und verarbeiten — 84

b) Posteingang und -ausgang bearbeiten — 84

## 10 Abrechnung von Leistungen — 85

a) Gebührenordnungen und Vertragsbestimmungen anwenden — 86

**Musteraufgabe zur Übung der Zwischenprüfung — 87**

**Aufgabe für die Auszubildende — 89**

**Lösungsbogen — 90**

## TEIL 2 — NACH DER ZWISCHENPRÜFUNG

**1 Der Ausbildungsbetrieb** — 95

**1.1 Die Stellung der Zahnarztpraxis im Gesundheitswesen** — 96
c) Die Position der Zahnarztpraxis und ihrer Beschäftigten im Gesellschafts- und Wirtschaftsgefüge aufzeigen — 96

**1.2 Organisation, Aufgaben, Funktionsbereiche und Ausstattung des Ausbildungsbetriebes** — 98
c) Fehler in der Funktionsweise von Geräten und Mängel an Instrumenten feststellen; Maßnahmen zu ihrer Beseitigung ergreifen — 98
d) Beziehungen des Ausbildungsbetriebes und seiner Beschäftigten zu Wirtschaftsorganisationen, Berufsvertretungen, Arbeitnehmervertretungen, Gewerkschaften und Verwaltungen nennen — 99

**1.3 Gesetzliche und vertragliche Regelungen der zahnmedizinischen Versorgung** — 103
d) Rechtliche und vertragliche Grundlagen von Behandlungsvereinbarungen mit gesetzlich Versicherten und Privatpatienten erläutern und beachten — 103

**1.4 Berufsbildung, Arbeits- und Tarifrecht** — 107
e) Fortbildung als Voraussetzung für berufliche und persönliche Entwicklung nutzen; berufsbezogene Fortbildungsmöglichkeiten ermitteln — 107
f) Wesentliche Inhalte des Arbeitsvertrages nennen — 108

**2 Durchführen von Hygienemaßnahmen** — 111

**3 Arbeitsorganisation, Qualitätsmanagement** — 113
**3.1 Arbeitsorganisation, Arbeiten im Team** — 114
b) Arbeitsschritte systematisch planen, rationell gestalten und zielgerichtet organisieren — 114
c) Praxisabläufe effizient gestalten und mit organisieren — 115
d) Zur Sicherung des praxisinternen Informationsflusses beitragen — 116

**3.2 Qualitäts- und Zeitmanagement** — 117
a) Bedeutung des Qualitätsmanagements für den Ausbildungsbetrieb an Beispielen erläutern — 117
b) Maßnahmen zur Qualitätssicherung im eigenen Verantwortungsbereich planen, durchführen und dokumentieren — 117

| | | |
|---|---|---:|
| c) | Bei Maßnahmen zur Verbesserung der Qualität mitwirken | 118 |
| d) | Behandlungskomplexorientierte und patientenspezifische Terminplanung durchführen | 119 |
| e) | Wiederbestellungssysteme organisieren | 119 |
| f) | Bedarfsgerechte Terminplanung mit zahntechnischen Laboratorien koordinieren | 120 |
| g) | Terminplanung zur Praxisorganisation erstellen und überwachen, insbesondere zu vorgeschriebenen Prüf-, Überwachungs- und Informationsterminen | 121 |

## 4 Kommunikation, Information und Datenschutz 123
### 4.1 Kommunikationsformen und -methoden 124

| | | |
|---|---|---:|
| c) | Patienten und begleitende Personen über Praxisabläufe in Hinsicht auf Diagnostik, Behandlung, Wiederbestellung, Verwaltung und Abrechnung informieren und zur Kooperation motivieren | 124 |
| d) | Zahnärztliche Beratungen und Anweisungen unterstützen | 125 |
| e) | Fremdsprachige Fachbegriffe anwenden | 126 |

### 4.2 Verhalten in Konfliktsituationen 128

| | | |
|---|---|---:|
| a) | Konflikte durch vorbeugendes Handeln vermeiden | 128 |
| c) | Durch situationsgerechtes Verhalten zur Lösung von Konfliktsituationen beitragen | 129 |

### 4.3 Informations- und Kommunikationssysteme 130

| | | |
|---|---|---:|
| b) | Informations- und Kommunikationssysteme effizient zur Bearbeitung unterschiedlicher Praxisvorgänge, insbesondere bei der Patientenaufnahme, der Patientenbetreuung, der Behandlungsassistenz, der Praxisorganisation und -verwaltung sowie der Abrechnung von Leistungen anwenden | 130 |
| c) | Fehlerrisiken und Fehlerfolgen erkennen und einschätzen | 130 |
| d) | Informationen beschaffen und nutzen | 131 |
| e) | Fachliteratur und andere Informationsangebote nutzen | 132 |

### 4.4 Datenschutz und Datensicherheit 133

| | | |
|---|---|---:|
| b) | Daten pflegen und sichern | 133 |
| c) | Datentransfer gesichert durchführen | 133 |
| d) | Dokumente und Behandlungsunterlagen sicher verwahren | 134 |

## 5 Patientenbetreuung 135

| | | |
|---|---|---:|
| c) | Verantwortungsbewusst beim Aufbau einer Patientenbindung mitwirken | 136 |

| | | |
|---|---|---|
| d) | Beschwerden von Patienten entgegennehmen und Lösungsmöglichkeiten anbieten | 138 |
| e) | Besonderheiten im Umgang mit speziellen Patientengruppen, insbesondere mit ängstlichen, behinderten, älteren und pflegebedürftigen Personen, Risikopatienten und Kindern beachten | 139 |

## 6 Grundlagen der Prophylaxe  141

| | | |
|---|---|---|
| b) | Ziele der Individual- und Gruppenprophylaxe erläutern, bei der Gruppenprophylaxe mitwirken | 142 |
| c) | Patienten die Möglichkeiten der Karies- und Parodontitisprophylaxe, insbesondere Mundhygiene, zahngesunde Ernährung und Fluoridierung erklären und zur Mundhygiene motivieren | 142 |
| d) | Zahnbeläge sichtbar machen, dokumentieren und bei der Diagnostik von Zahnbelägen und Methoden der Kariesrisikobestimmung mitwirken | 143 |
| e) | Patienten über Zahnputztechniken instruieren, über geeignete Hilfsmittel zur Mundhygiene informieren und ihre Anwendung demonstrieren | 144 |
| f) | Mundhygiene von Patienten überwachen, insbesondere Zahnputzübungen durchführen, Plaquereduktion kontrollieren und Patienten remotivieren | 145 |
| g) | Bei lokalen Fluoridierungsmaßnahmen mitwirken | 145 |

## 7 Durchführen begleitender Maßnahmen bei der Diagnostik und Therapie unter Anleitung und Aufsicht des Zahnarztes/der Zahnärztin  147

### 7.1 Assistenz bei der zahnärztlichen Behandlung  149

| | | |
|---|---|---|
| d) | Bei therapeutischen Maßnahmen von Mundschleimhauterkrankungen sowie Erkrankungen und Verletzungen des Gesichtsschädels assistieren, Behandlungsabläufe dokumentieren | 149 |
| e) | Bei parodontalen Behandlungsmaßnahmen assistieren, insbesondere Arzneimittel, Werkstoffe und Materialien vorbereiten und verarbeiten, Instrumente handhaben und Behandlungsabläufe dokumentieren | 150 |
| f) | Bei präventiven und therapeutischen Maßnahmen von Zahnstellungs- und Kieferanomalien assistieren | 150 |

g) Bei prothetischen Behandlungsmaßnahmen assistieren, insbesondere Arzneimittel, Werkstoffe und Materialien vorbereiten und verarbeiten, Instrumente und Geräte handhaben, instrumentieren und Behandlungsabläufe dokumentieren   151
h) Bei Abformungen assistieren; Planungs- und Situationsmodelle, Hilfsmittel zur Abformung und Bissnahme herstellen   152
i) Erwünschte und unerwünschte Wirkungen von Arzneimitteln, Werkstoffen und Materialien beachten; Verordnung von Arzneimitteln vorbereiten und auf Anweisung abgeben   153

## 7.2 Röntgen und Strahlenschutz   154

a) Funktionsweise von Röntgengeräten in der ausbildenden Praxis erklären   154
b) Physikalisch-technische Grundlagen der Erzeugung von Röntgenstrahlen und der biologischen Wirkung von ionisierenden Strahlen erklären   156
c) Maßnahmen des Strahlenschutzes für Patienten und Personal durchführen   158
d) Intra- und extraorale Aufnahmetechniken nach Anweisung und unter Aufsicht des Zahnarztes anwenden   159
e) Befragungs-, Aufzeichnungs-, Belehrungs-, Kontroll- und Dokumentationspflichten beachten; entsprechende Maßnahmen durchführen   160
f) Film- und Bildverarbeitung durchführen   160
g) Bei Maßnahmen zur Fehleranalyse und Qualitätssicherung mitwirken   161

## 8 Hilfeleistungen bei Zwischenfällen und Unfällen   163

## 9 Praxisorganisation und -verwaltung   165
## 9.1 Praxisabläufe   166

a) Ablagesysteme einrichten, Registratur und Archivierungsarbeiten unter Berücksichtigung von Aufbewahrungsfristen durchführen   166
b) Bei der Organisation des zahnärztlichen Notdienstes in der Praxis mitwirken   167
c) Ablauf der Abrechnung organisieren   168

## 9.2 Verwaltungsarbeiten   169

c) Schriftverkehr durchführen   169
d) Vordrucke und Formulare bearbeiten   169
e) Dokumentationspflichten zu Rechtsverordnungen umsetzen   170

## 9.3 Rechnungswesen — 171
a) Zahlungsvorgänge abwickeln — 171
b) Zahlungseingänge und -ausgänge erfassen und kontrollieren, betriebliches Mahnwesen durchführen — 174
c) Gerichtliches Mahnverfahren einleiten — 176

## 9.4 Materialbeschaffung und -verwaltung — 178
a) Bedarf für den Einkauf von Waren, Arzneimitteln, Werkstoffen und Materialien ermitteln, bei der Beschaffung mitwirken, Bestellungen aufgeben — 178
b) Wareneingang und -ausgang unter Berücksichtigung des Kaufvertrags prüfen — 179
c) Materialien, Werkstoffe und Arzneimittel sachgerecht lagern und überwachen — 180

## 10 Abrechnung von Leistungen — 181
b) Heil- und Kostenpläne auf Grundlage vorgegebener Therapiepläne erstellen, über Kostenzusammensetzung informieren — 182
c) Erbrachte Leistungen für die gesetzlichen Krankenversicherungen und sonstigen Kostenträger erfassen, die Abrechnung erstellen und weiterleiten — 182
d) Vorschriften der Sozialgesetzgebung umsetzen — 183
e) Privatliquidation erstellen — 184
f) Zahntechnische Material- und Laborrechnungen überprüfen — 184

Das **Berichtsheft** sollte als Ordner angelegt werden, damit die Ausbildungsinhalte in Form von eigenen Schriftstücken, Zeichnungen, Skizzen und Kopien abgeheftet werden können. Die 114 Pflichtaufgaben werden unterteilt in diejenigen, die vor der Zwischenprüfung erledigt sein sollten, und die, die nach der Zwischenprüfung bis zur Abschlussprüfung erarbeitet werden müssen.

**Zitat:** *„Der Auszubildende hat ein Berichtheft in Form eines Ausbildungsnachweises zu führen. Ihm ist Gelegenheit zu geben, das Berichtsheft während der Ausbildungszeit zu führen. Der Ausbildende hat das Berichtsheft regelmäßig durchzusehen."* (§ 7 Ausbildungsverordnung)

Eine „Form" des Berichtsheftes ist also nicht per Verordnung vorgeschrieben, nur, dass das Berichtsheft als „Nachweis" der umfassenden kontinuierlichen Ausbildung dienen soll.

Gerade deshalb bietet es sich an, einen Aktenordner zu nutzen, in dem Arbeitsproben der Praxisausbildung abgeheftet werden (z. B. Aufdecklisten für Instrumente verschiedener Behandlungsfälle, Skizzen, Checklisten, Beipackzettel, Arbeitsanweisungen, kurze Fallbeschreibungen, Probe-Rezeptformulare und -HKPs, Arbeitsunfähigkeitsbescheinigungen usw.). Auch kurze Aufsätze wie „Hospitation beim Kieferorthopäden" oder „Konzept für einen Kindergartenbesuch" könnten dort als Nachweis von Ausbildung dienen. Weiter könnte kontinuierlich „der interessanteste Fall der Woche" kurz protokolliert werden und zeigen, welche Aufgaben die Auszubildende bei der Assistenz übernimmt.

Und es sollte im Berichtsheft dokumentiert werden, dass die genannten 114 Aufgaben und Fragen bearbeitet wurden.

## Vorbereitung auf die Zwischen- und auf die Abschlussprüfung

Prüfungssituationen sind von der Lernsituation in der Praxis zu unterscheiden. Ausbilder sollten die Lernort-Kooperation (Pflichtangebot der Berufsschule an Ausbilder) nutzen und auch bei der Zahnärztekammer als zuständiger Stelle für das Prüfungswesen nachfragen, ob es vorbereitende Musteraufgaben für Zwischen- und Abschlussprüfungen gibt, die in den Praxen geübt werden können. Üben Sie als Ausbilder die Prüfungsaufgaben und die Prüfungssituation mit der Auszubildenden – ein gutes Prüfungszeugnis wirft auch ein gutes Licht auf Ihre Praxis.

## Achtsamer Umgang miteinander für guten Nachwuchs an Teammitgliedern

Der Deutsche Gewerkschaftsbund befragt regelmäßig Auszubildende nach ihren Eindrücken während der Ausbildungszeit. Ausbildungsfremde Tätigkeiten, permanente Überstunden ohne Freizeitausgleich, wenig Zeit für Ausbildungsgespräche, selten ein Lob – dies sind die Klagen, die zu einem schlechten „Ranking" von Ausbildungsberufen führen. Zahnmedizinische Fachangestellte haben einen anspruchsvollen Dienstleistungsberuf, der viel verlangt: technisches Verständnis, Empathie gegenüber Patienten und Kollegen, medizinisches Wissen, Kenntnisse der Abrechnungsvorschriften, EDV-Kenntnisse usw. Seien wir achtsam miteinander; höflich sein, sich Zeit nehmen, zuhören, maßvolle Kritik im Zweiergespräch üben, Lob in der Öffentlichkeit des Teams und vor dem Patienten – das sind die Instrumente für eine gute Ausbildung und ein gutes Ranking der ZFA-Ausbildung. Die Zahnarztpraxen stehen im Wettbewerb mit anderen Ausbildungsplätzen.

# A  Wichtige Namen, Adressen und Daten

Name und Adresse der Auszubildenden:
Telefon/E-Mail:
Beginn der Ausbildung:
Klasse der Auszubildenden:
(Bezeichnung)

Name und Adresse der Ausbildungspraxis:
(Stempel)
Ansprechpartner:
Telefon/Fax/E-Mail:

Ausbildungsberatung der Zahnärztekammer:
Namen:
Kontaktdaten:
Adresse:

Kontaktdaten Berufsschule:
Schulbüro:
Telefon/E-Mail:
Name des Klassenlehrers:
Telefon/E-Mail:
Name des Abteilungsleiters:
Telefon/E-Mail:

Von der Berufsschule empfohlene
Fach- und Lehrbücher und Materialien:

# B Übersicht über die Lernfelder der Berufsschule

Konkrete Zeitplanung bitte bei der zuständigen Berufsschule erfragen

| Lernfelder | Unterrichtsfach |
|---|---|
| **1. Ausbildungsjahr** | |
| ■ Im Berufswesen orientieren<br>■ Patienten empfangen und begleiten<br>■ Praxishygiene organisieren<br>■ Kariestherapie begleiten<br>■ Endodontische Behandlung begleiten | ■ Verwalten im Praxisteam<br>■ Betreuen von Patienten<br><br>■ Begleiten von Behandlungen<br>■ Begleiten von Behandlungen<br>■ Begleiten von Behandlungen |
| **2. Ausbildungsjahr** | |
| ■ Praxisabläufe organisieren<br>■ Zwischenfällen vorbeugen und in Notfallsituationen Hilfe leisten<br>■ Chirurgische Behandlungen begleiten<br>■ Waren beschaffen und verwalten | ■ Verwalten im Praxisteam<br>■ Betreuen von Patienten<br><br><br>■ Begleiten von Behandlungen<br><br>■ Verwalten in Praxisteam |
| **3. Ausbildungsjahr** | |
| ■ Behandlungen von Erkrankungen der Mundhöhle und des Zahnhalteapparates begleiten, Röntgen- und Strahlenschutzmaßnahmen vorbereiten<br>■ Prophylaxemaßnahmen planen und durchführen<br>■ Prothetische Behandlungen begleiten<br>■ Praxisprozesse mitgestalten | ■ Begleiten von Behandlungen<br><br><br><br><br><br>■ Betreuen von Patienten<br><br>■ Begleiten von Behandlungen und Verwalten im Praxisteam<br>■ Verwalten im Praxisteam |

## C Muster „Protokoll eines Ausbildungsgesprächs"

Ausbildungsjahr/Datum:

Zeitdauer des Gesprächs:

Gesprächspartner der Auszubildenden:

Thema oder Pflichtaufgabe Nr. \_\_\_

Stichworte des Gesprächs:




Quellen/Lehrbücher/Internet-Suchbegriffe:

# D Überblick über die 114 Aufgaben des gesamten Ausbildungsplans

Die mit einem * gekennzeichneten Aufgaben sollten vor der Zwischenprüfung gelöst sein (und ggf. danach wiederholt und dem erweiterten Wissensstand angepasst werden).

## 1 Der Ausbildungsbetrieb (§ 3 Nr. 1)

### 1.1 Die Stellung der Zahnarztpraxis im Gesundheitswesen

a) Aufgaben und Grundlagen der Organisation des Gesundheitswesens erläutern *
b) Die besonderen Aufgaben eines medizinischen Dienstleistungsberufes aufzeigen *
c) Die Position der Zahnarztpraxis und ihrer Beschäftigten im Gesellschafts- und Wirtschaftsgefüge aufzeigen

### 1.2 Organisation, Aufgaben, Funktionsbereiche und Ausstattung des Ausbildungsbetriebes

a) Struktur, Aufgaben und Funktionsbereiche des Ausbildungsbetriebes erläutern *
b) Geräte und Instrumente des ausbildenden Betriebes handhaben, pflegen und warten *
c) Fehler in der Funktionsweise von Geräten und Mängel an Instrumenten feststellen; Maßnahmen zu ihrer Beseitigung ergreifen
d) Beziehungen des Ausbildungsbetriebes und seiner Beschäftigten zu Wirtschaftsorganisationen, Berufsvertretungen, Arbeitnehmervertretungen, Gewerkschaften und Verwaltungen nennen

### 1.3 Gesetzliche und vertragliche Regelungen der zahnmedizinischen Versorgungen

a) Rechtliche Grenzen für das selbstständige Handeln beachten *
b) Die ärztliche Schweigepflicht einhalten *
c) Über grundlegende Elemente der Sozialgesetzgebung informieren *
d) Rechtliche und vertragliche Grundlagen von Behandlungsvereinbarungen mit gesetzlich Versicherten und Privatpatienten erläutern und beachten

### 1.4 Berufsbildung, Arbeits- und Tarifrecht

a) Bedeutung des Ausbildungsvertrages, insbesondere Abschluss, Rechte und Pflichten, Dauer und Beendigung, erklären *
b) Inhalte der Ausbildungsverordnung und den betrieblichen Ausbildungsplan erläutern *
c) Die im Ausbildungsbetrieb geltenden Regelungen über Arbeitszeit, Vollmachten und Weisungsbefugnisse beachten *
d) Wesentliche Bestimmungen der für den Ausbildungsbetrieb geltenden Tarifverträge nennen *
e) Fortbildung als Voraussetzung für berufliche und persönliche Entwicklung nutzen, berufsbezogene Fortbildungsmöglichkeiten ermitteln
f) Wesentliche Inhalte des Arbeitsvertrages nennen

### 1.5 Sicherheit und Gesundheitsschutz bei der Arbeit

a) Gefahren für Sicherheit und Gesundheit am Arbeitsplatz feststellen sowie Maßnahmen zu deren Vermeidung ergreifen *
b) Berufsbezogene Arbeitsschutz- und Unfallverhütungsvorschriften anwenden *
c) Verhaltensweisen bei Unfällen beschreiben sowie erste Maßnahmen einleiten *
d) Vorschriften des vorbeugenden Brandschutzes anwenden; Verhaltensregeln bei Bränden beschreiben und Maßnahmen zur Brandbekämpfung ergreifen *

### 1.6 Umweltschutz
Zur Vermeidung betriebsbedingter Umweltbelastungen im beruflichen Einwirkungsbereich beitragen, insbesondere

a) Mögliche Umweltbelastungen durch den Ausbildungsbetrieb und seinen Beitrag zum Umweltschutz an Beispielen erklären *
b) Für den Ausbildungsbetrieb geltende Regelungen des Umweltschutzes anwenden *
c) Möglichkeiten der wirtschaftlichen und umweltschonenden Energie- und Materialanwendung nutzen *
d) Abfälle vermeiden; Stoff und Materialien einer umweltschonenden Entsorgung zuführen *

## 2 Durchführen von Hygienemaßnahmen

### 2.1 Infektionskrankheiten

a) Übertragbare Krankheiten und deren Hauptsymptome beschreiben *
b) Infektionsquellen, Infektionswege und Infektionsgefahren in der Praxis erkennen *
c) Maßnahmen zur Vermeidung von Infektionen aufzeigen und entsprechende Schutzmaßnahmen, insbesondere Immunisierung, treffen *

### 2.2 Maßnahmen der Arbeits- und Praxishygiene

a) Bedeutung der Hygiene für Praxis, Arbeitsplatz und eigene Person erklären *
b) Arbeitsmittel für Hygienemaßnahmen unterscheiden und sachgerecht handhaben *
c) Maßnahmen der Hygienekette auf der Grundlage des Hygieneplanes der Praxis durchführen *
d) Hygienische Vor- und Nachbereitung von Instrumenten und Geräten durchführen *
e) Kontaminierte Materialien und Abfälle erfassen, sammeln, wiederaufbereiten und entsorgen *

## 3 Arbeitsorganisation, Qualitätsmanagement

### 3.1 Arbeiten im Team

a) Sich in das zahnärztliche Team integrieren, mit Mitarbeitern kooperieren und eigenverantwortlich handeln
b) Arbeitsschritte systematisch planen, rationell gestalten und zielgerichtet organisieren
c) Praxisabläufe effizient gestalten und mit organisieren
d) Zur Sicherung des praxisinternen Informationsflusses beitragen

### 3.2 Qualitäts- und Zeitmanagement

a) Bedeutung des Qualitätsmanagements für den Ausbildungsbetrieb an Beispielen erläutern
b) Maßnahmen zur Qualitätssicherung im eigenen Verantwortungsbereich planen, durchführen und dokumentieren
c) Bei Maßnahmen zur Verbesserung der Qualität mitwirken

d) Behandlungskomplexorientierte und patientenspezifische Terminplanung durchführen
e) Wiederbestellungssysteme organisieren
f) Bedarfsgerechte Terminplanung mit zahntechnischen Laboratorien koordinieren
g) Terminplanung zur Praxisorganisation erstellen und überwachen, insbesondere zu vorgeschriebenen Prüf-, Überwachungs- und Informationsterminen

## 4 Kommunikation, Information und Datenschutz

### 4.1 Kommunikationsformen und -methoden

a) Verbale und nonverbale Kommunikationsformen anwenden *
b) Gespräche personenorientiert und situationsgerecht führen *
c) Patienten und begleitende Personen über Praxisabläufe in Hinsicht auf Diagnostik, Behandlung, Wiederbestellung, Verwaltung und Abrechnung informieren und zur Kooperation motivieren
d) Zahnärztliche Beratungen und Anweisungen unterstützen
e) Fremdsprachige Fachbegriffe anwenden

### 4.2 Verhalten in Konfliktsituationen

a) Konflikte durch vorbeugendes Handeln vermeiden
b) Konfliktsituationen erkennen und einschätzen *
c) Durch situationsgerechtes Verhalten zur Lösung von Konfliktsituationen beitragen

### 4.3 Informations- und Kommunikationssysteme

a) Möglichkeiten der elektronischen Datenerfassung, -verarbeitung und des Datenaustausches nutzen *
b) Informations- und Kommunikationssysteme zur Bearbeitung unterschiedlicher Praxisvorgänge, insbesondere bei der Patientenaufnahme, der Patientenbetreuung, der Behandlungsassistenz, der Praxisorganisation und der -verwaltung sowie der Abrechnung von Leistungen, anwenden
c) Fehlerrisiken und Fehlerfolgen erkennen und einschätzen
d) Informationen beschaffen und nutzen
e) Fachliteratur und andere Informationsangebote nutzen

### 4.4 Datenschutz und Datensicherheit
a) Vorschriften und Regelungen zum Datenschutz im internen Praxisablauf und bei externen Kontakten anwenden *
b) Daten pflegen und sichern
c) Datentransfer gesichert durchführen
d) Dokumente und Behandlungsunterlagen sicher verwahren

## 5 Patientenbetreuung
a) Auf die Situation und Verhaltensweise des Patienten eingehen
b) Patienten unter Berücksichtigung ihrer Erwartungen und Wünsche vor, während und nach der Behandlung betreuen *
c) Verantwortungsbewusst beim Aufbau einer Patientenbindung mitwirken
d) Beschwerden von Patienten entgegen nehmen und Lösungsmöglichkeiten anbieten
e) Besonderheiten im Umgang mit speziellen Patientengruppen, insbesondere mit ängstlichen, behinderten, älteren und pflegebedürftigen Personen, Risikopatienten und Kindern beachten

## 6 Grundlagen der Prophylaxe
a) Ursachen und Entstehung von Karies und Parodontalerkrankungen erläutern*
b) Ziele der Individual- und Gruppenprophylaxe erläutern, bei der Gruppenprophylaxe mitwirken
c) Patienten die Möglichkeiten der Karies- und Parodontitisprophylaxe, insbesondere Mundhygiene, zahngesunde Ernährung und Fluoridierung, erklären und zur Mundhygiene motivieren
d) Zahnbeläge sichtbar machen, dokumentieren und bei der Diagnostik von Zahnbelägen und Methoden der Kariesrisikobestimmung mitwirken
e) Patienten über geeignete Zahnputztechniken instruieren, über geeignete Hilfsmittel zur Mundhygiene informieren und ihre Anwendung demonstrieren
f) Mundhygiene von Patienten überwachen, insbesondere Zahnputzübungen durchführen, Plaquereduktion kontrollieren und Patienten remotivieren
e) Bei lokalen Fluoridierungsmaßnahmen mitwirken

## 7 Durchführen begleitender Maßnahmen bei der Diagnostik und Therapie unter Anleitung und Aufsicht des Zahnarztes

### 7.1 Assistenz bei der zahnärztlichen Behandlung

a) Gebräuchliche Fachbezeichnungen und Abkürzungen der zahnmedizinischen Terminologie sowie des Abrechnungswesens anwenden *

b) Untersuchung und Behandlung vorbereiten; bei der Befundaufnahme und diagnostischen Maßnahmen mitwirken *

c) Bei konservierenden und chirurgischen Behandlungsmaßnahmen assistieren, insbesondere Arzneimittel, Werkstoffe und Materialien vorbereiten und verarbeiten, Instrumente handhaben, instrumentieren und Behandlungsabläufe dokumentieren *

d) Bei therapeutischen Maßnahmen von Mundschleimhauterkrankungen sowie Erkrankungen und Verletzungen des Gesichtsschädels assistieren, Behandlungsabläufe dokumentieren

e) Bei parodontalen Behandlungsmaßnahmen assistieren, insbesondere Arzneimittel, Werkstoffe und Materialien vorbereiten und verarbeiten, Instrumente handhaben und Behandlungsabläufe dokumentieren

f) Bei präventiven und therapeutischen Maßnahmen von Zahnstellungs- und Kieferanomalien assistieren

g) Bei prothetischen Behandlungsmaßnahmen assistieren. Insbesondere Arzneimittel, Werkstoffe und Materialien vorbereiten und verarbeiten, Instrumente und Geräte handhaben, instrumentieren und Behandlungsabläufe dokumentieren

h) Bei Abformungen assistieren; Planungs- und Situationsmodelle, Hilfsmittel zur Abformung und Bissnahme herstellen

i) Erwünschte und unerwünschte Wirkungen von Arzneimitteln, Werkstoffen und Materialien beachten; Verordnung von Arzneimitteln vorbereiten und auf Anweisung abgeben

### 7.2 Röntgen und Strahlenschutz

a) Funktionsweise von Röntgengeräten in der ausbildenden Praxis erklären

b) Physikalisch-technische Grundlagen der Erzeugung von Röntgenstrahlen und der biologischen Wirkung von ionisierenden Strahlen erklären

c) Maßnahmen des Strahlenschutzes für Patienten und Personal durchführen
d) Intra- und extraorale Aufnahmetechniken nach Anweisung und unter Aufsicht des Zahnarztes anwenden
e) Befragungs-, Aufzeichnungs-, Belehrungs-, Kontroll- und Dokumentationspflichten beachten; entsprechende Maßnahmen durchführen
d) Film- und Bildverarbeitung durchführen
g) Bei Maßnahmen zur Fehleranalyse und Qualitätssicherung mitwirken

## 8 Hilfeleistungen bei Zwischenfällen und Unfällen

a) Maßnahmen zur Vermeidung von Not- und Zwischenfällen ergreifen *
b) Symptome bedrohlicher Zustände, insbesondere bei Schock, Atem- und Kreislaufstillstand. Bewusstlosigkeit, starken Blutungen und Allergien, erkennen und Maßnahmen einleiten *
c) Bei Maßnahmen des Zahnarztes bei Zwischenfällen mitwirken *
d) Dokumentation auf Anweisung durchführen *
e) Erste-Hilfe-Maßnahmen bei Unfällen, insbesondere bei Unfällen mit Infektionspotenzial, einleiten und durchführen *
f) Rettungsdienst alarmieren *

## 9 Praxisorganisation und -verwaltung

### 9.1 Praxisabläufe

a) Ablagesysteme einrichten, Registratur und Archivierungsarbeiten unter Berücksichtigung von Aufbewahrungsfristen durchführen
b) Bei der Organisation des zahnärztlichen Notdienstes in der Praxis mitwirken
c) Ablauf der Abrechnung organisieren

### 9.2 Verwaltungsarbeiten

a) Patientendaten erfassen und verarbeiten *
b) Posteingang und -ausgang bearbeiten *
c) Schriftverkehr durchführen
d) Vordrucke und Formulare bearbeiten
e) Dokumentationspflichten zu Rechtsverordnungen umsetzen

# Überblick über die 114 Aufgaben des gesamten Ausbildungsplans

## 9.3 Rechnungswesen

a) Zahlungsvorgänge abwickeln
b) Zahlungseingänge und -ausgänge erfassen und kontrollieren, betriebliches Mahnwesen durchführen
c) Gerichtliches Mahnverfahren einleiten

## 9.4 Materialbeschaffung und -verwaltung

a) Bedarf für den Einkauf von Waren, Arzneimitteln, Werkstoffen und Materialien ermitteln, bei der Beschaffung mitwirken, Bestellungen aufgeben
b) Wareneingang und -ausgang unter Berücksichtigung des Kaufvertrags prüfen
c) Materialien, Werkstoffe und Arzneimittel sachgerecht lagern und überwachen

## 10 Abrechnung von Leistungen

a) Gebührenordnungen und Vertragsbestimmungen anwenden *
b) Heil- und Kostenpläne auf Grundlage vorgegebener Therapiepläne erstellen, über Kostenzusammensetzung informieren
c) Erbrachte Leistungen für die gesetzlichen Krankenversicherungen und sonstigen Kostenträger erfassen, die Abrechnung erstellen und weiterleiten
d) Vorschriften der Sozialgesetzgebung umsetzen
e) Privatliquidation erstellen
f) Zahntechnische Material- und Laborrechnungen überprüfen

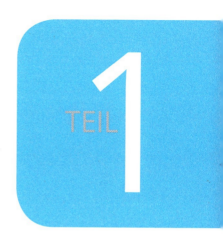

Der 1. Teil umfasst alle Aufgaben, die bis zur Zwischenprüfung bearbeitet sein sollen.

# 1 Der Ausbildungsbetrieb

## Inhalt

### 1.1 Die Stellung der Zahnarztpraxis im Gesundheitswesen

a) Aufgaben und Grundlagen der Organisation des Gesundheitswesens erläutern

b) Die besonderen Aufgaben eines medizinischen Dienstleistungsberufes aufzeigen

### 1.2 Organisation, Aufgaben, Funktionsbereiche und Ausstattung des Ausbildungsbetriebes

a) Struktur, Aufgaben und Funktionsbereiche des Ausbildungsbetriebes erläutern

b) Geräte und Instrumente des ausbildenden Betriebes handhaben, pflegen und warten

### 1.3 Gesetzliche und vertragliche Regelungen der zahnmedizinischen Versorgungen

a) Rechtliche Grenzen für das selbstständige Handeln beachten

b) Die ärztliche Schweigepflicht einhalten

c) Über grundlegende Elemente der Sozialgesetzgebung informieren

### 1.4 Berufsbildung, Arbeits- und Tarifrecht

a) Bedeutung des Ausbildungsvertrages, insbesondere Abschluss, Rechte und Pflichten, Dauer und Beendigung, erklären

b) Inhalte der Ausbildungsverordnung und den betrieblichen Ausbildungsplan erläutern

c) Die im Ausbildungsbetrieb geltenden Regelungen über Arbeitszeit, Vollmachten und Weisungsbefugnisse beachten

d) Wesentliche Bestimmungen der für den Ausbildungsbetrieb geltenden Tarifverträge nennen

## 4 Der Ausbildungsbetrieb

### 1.5 Sicherheit und Gesundheitsschutz bei der Arbeit

a) Gefahren für Sicherheit und Gesundheit am Arbeitsplatz feststellen sowie Maßnahmen zu deren Vermeidung ergreifen

b) Berufsbezogene Arbeitsschutz- und Unfallverhütungsvorschriften anwenden

c) Verhaltensweisen bei Unfällen beschreiben sowie erste Maßnahmen einleiten

d) Vorschriften des vorbeugenden Brandschutzes anwenden; Verhaltensregeln bei Bränden beschreiben und Maßnahmen zur Brandbekämpfung ergreifen

### 1.6 Umweltschutz. Zur Vermeidung betriebsbedingter Umweltbelastungen im beruflichen Einwirkungsbereich beitragen, insbesondere

a) mögliche Umweltbelastungen durch den Ausbildungsbetrieb und seinen Beitrag zum Umweltschutz an Beispielen erklären

b) Für den Ausbildungsbetrieb geltende Regelungen des Umweltschutzes anwenden

c) Möglichkeiten der wirtschaftlichen und umweltschonenden Energie- und Materialanwendung nutzen

d) Abfälle vermeiden; Stoff und Materialien einer umweltschonenden Entsorgung zuführen

*VOR ZWISCHENPRÜFUNG*

## 1.1 Die Stellung der Zahnarztpraxis im Gesundheitswesen

### a) Aufgaben und Grundlagen der Organisation des Gesundheitswesens erläutern

Diese Aufgabe ist sehr weit gefasst. Zunächst sollte sich der Leser darüber im Klaren sein, welche Bereiche das Gesundheitswesen umfasst und wie detailliert sie beschrieben werden sollen.

Die Parlamente der Bundesrepublik Deutschland und ihrer Länder haben verschiedene Gesetze und Rechtsverordnungen erlassen, die das Gesundheitswesen regeln. Das Bundesministerium und die Landesministerien sind für Verwaltung und Einhaltung dieser Gesetze und Verordnungen zuständig. Unterteilen lässt sich das Gesundheilswesen beispielsweise folgendermaßen:

#### a. Öffentlicher Gesundheitsdienst (behördliche Einrichtungen):

Z. B. Bundesgesundheitsamt, Landesgesundheitsamt, kommunale Gesundheitsämter, alle mit verschiedenen Abteilungen (Seuchenvorsorge, Impfeinrichtungen, Arzneimittel- und Lebensmittelüberwachung, amtsärztlicher Dienst (Schulzahnarzt), Beratungseinrichtungen). Es werden statistische Daten erhoben, die den Beamten und Gesundheitspolitikern für weitere Planungen zur Vermeidung, Erforschung, Behandlung oder Linderung von Krankheiten dienen. Teile der behördlichen Aufgaben werden an sogenannte „Kammern" übergeben: Zahnärzte-, Ärzte- und Apothekerkammer führen als Körperschaften öffentlichen Rechts Aufsicht über Zahnärzte, Ärzte und Apotheker.

## b. Ambulante Einrichtungen:

Praxen von Ärzten, Zahnärzten und Psychotherapeuten sind ortsfeste Einrichtungen, die von Patienten zur direkten Untersuchung, Beratung und Behandlung aufgesucht werden können. Daneben gibt es noch weitere Praxen von Krankengymnasten, Logopäden und anderen spezialisierten Gesundheitsberufen. Arzneimittel erhalten die Patienten in Apotheken. Die Inhaber dieser Praxen und Apotheken sind selbstständig und tragen das wirtschaftliche Risiko als Unternehmer; gleichwohl sind die Aufgaben und Dienstleistungen dieser Einrichtungen gesetzlich definiert und geregelt. Eine Vermischung mit Gewerbebetrieben soll so vermieden werden, da medizinische Dienstleistungen in der Gesellschaft als etwas besonders Vertrauenswürdiges angesehen werden. Praxen und Apotheken dienen der flächendeckenden Versorgung von Patienten in Wohnortnähe. Neben diesen durch Therapeuten selbstständig geführten Einrichtungen gibt es auch ambulante Einrichtungen, die durch Krankenkassen oder andere soziale Organisationen (Rotes Kreuz usw.) betrieben werden. Hierbei handelt es sich eher um spezielle Therapiezentren (z. B. Dialyse, Rehabilitation) für bestimmte Patientengruppen (Nierenkranke, Diabetiker, Herzinfarktpatienten usw.).

## c. Stationäre Einrichtungen:

Krankenhäuser, Kliniken, Pflegeeinrichtungen und Hospize dienen denjenigen Patienten, die aufgrund der Schwere der Erkrankung oder des Leidens nicht mehr ambulant versorgt werden können. Die Patienten werden dort „aufgenommen", daher Tag und Nacht versorgt. Diese Einrichtungen werden auf kommunaler Ebene geplant und beaufsichtigt (auch Privatkliniken). Der laufende Unterhalt wird durch verschiedene Kostenträger geregelt (Bundesländer, Kommunen, Krankenkassen, Berufsgenossenschaften, Rentenversicherungsträger, Betreibergesellschaften, konfessionelle Einrichtungen, Stiftungen, Rotes Kreuz u. Ä.).

### Aufgabendefinition:

Das Gesundheitswesen hat die Aufgabe, die Bevölkerung gesund zu erhalten (Krankheitsvorbeugung), bzw. Krankheiten zu heilen oder zu lindern.

### Kosten des Gesundheitswesens:

Die Leistungen des Gesundheitswesens kosten Geld. Dieses Geld wird von Steuerzahlern, Versicherten in privaten oder gesetzlichen Krankenkassen oder von denjenigen aufgebracht, die diese Leistungen in Anspruch nehmen (Selbstzahler).

### Berufe des Gesundheitswesens:

Der Gesetzgeber hat die speziellen Berufe des Gesundheitswesens und ihre Aus- und Fortbildung gesetzlich geregelt und geschützt. So darf sich nicht jeder einfach Arzt, Heilpraktiker, Logopäde, Krankenpfleger oder Zahnmedizinische Fachangestellte nennen.

### Kammerberufe des Gesundheitswesens:

Praktizierende Ärzte, Zahnärzte, Psychotherapeuten und Apotheker sind in Kammern organisiert. Sie sind Zwangsmitglieder und finanzieren die Verwaltung und den Betrieb der Kammern selbst. Die Kammern sind Körperschaften öffentlichen Rechts und üben stellvertretend für die Gesundheitsbehörde eine berufsständische Kontrolle über alle Kammermitglieder aus. Die Zahnärztekammer überwacht als „zuständige Stelle" auch die Aus- und Fortbildung der Zahnmedizinischen Fachangestellten.

8  Der Ausbildungsbetrieb

Arbeitsprobe zum Abheften im **Berichtsheft-Ordner,** z. B.:
- Skizze/Schema der verschiedenen Institutionen anfertigen und kombinieren mit
- Protokoll des Ausbildungsgesprächs

## b) Die besonderen Aufgaben eines medizinischen Dienstleistungsberufes aufzeigen

Traditionell wird die Gesundheit als ein besonderes Gut betrachtet. Krankheiten und Unfälle bedrohen als Schicksalsschlag die Gesundheit. Die Behandlung von Erkrankten und Unfallopfern kann sehr aufwendig und teuer sein. Zudem können die Patienten häufig selbst schlecht einschätzen, welche Maßnahmen und Dienstleistungen erforderlich sind. Im Zuge der Diskussion um die bei Ärzten angebotenen individuellen **Ge**sundheitsleistungen (IGel) oder die Debatte um Skandale mit Transplantations-Wartelisten rückt der Begriff „Ethik" (Lehre von den Kriterien für gutes und schlechtes Handeln) wieder mehr ins Blickfeld; Patienten sind eben keine Kunden.

In der christlichen Tradition wird die Betreuung von Kranken und Opfern als Akt der Nächstenliebe besonders betont (barmherziger Samariter). Das Ausnutzen der Notlage und des Vertrauens eines Patienten und ein eindeutiges Profitstreben der medizinischen Dienstleister gilt in allen Kulturen als verwerflich. Die Krankenpflege fällt in die besonders schützenswerte Intimsphäre.

Bei nüchterner Betrachtung muss jedoch festgestellt werden, dass die Leistungen des Gesundheitswesens Geld kosten. Kein Mensch kann dauerhaft unentgeltlich Dienstleistungen erbringen. Menschliche Beziehungen beruhen in der Regel auf Gegenseitigkeit. Der Patient wünscht eine Untersuchung, Beratung und Behandlung. Der medizinische Dienstleister wünscht dafür eine Bezahlung. Geschichtlich geprägt hat sich dafür der Begriff „Honorar" (= für die Ehre), weil der studierte Mediziner sich eben von einem gewerbetreibenden „Bader", „Barbier" oder „Quacksalber" abgrenzen wollte.

Die Gesellschaft muss durch politische Prozesse (öffentliche Diskussion, Parteiprogramme, Anhörungen Betroffener) zu einer Übereinkunft kommen, welche Leistungen des Gesundheitswesens solidarisch durch Steuern oder Versicherungsbeiträge oder direkt durch den betroffenen Patienten zu bezahlen sind und welchen Preis diese Leistungen haben dürfen.

Aufgrund des technischen Fortschritts in Diagnostik und Therapie können immer mehr Leistungen erbracht werden. Operationen und Untersuchungen, die vor einigen Jahren noch nicht möglich waren, kommen zum Katalog der Methoden hinzu. Auch darüber, wie die zur Verfügung stehenden Finanzmittel der Krankenversicherungen und des Staates verteilt werden sollen, muss eine gesellschaftliche Diskussion geführt und eine Übereinkunft erzielt werden.

Ein medizinischer Dienstleistungsberuf muss daher traditionelle und moderne Anforderungen berücksichtigen:
- Fachliche Kompetenz muss in einer soliden Ausbildung erworben werden; durch lebenslange Fortbildungsbereitschaft bleibt sie erhalten.
- Soziale Kompetenz ist nötig, um dem Patienten das Gefühl zu geben, dass er verstanden wird, vertrauen kann und sicher ist.
- Verschwiegenheit wird auch vom Gesetz gefordert; die Intimsphäre des Patienten ist zu schützen.
- Dienstleistung bedeutet dienen; Patienten kommen freiwillig und sind nicht hierzu gezwungen. Sie können sich

auch entscheiden, zur Konkurrenz zu wechseln. Dienstleister müssen sich daher um Patienten „bemühen", sich auf Patienten einstellen, ihnen Angebote machen. Aber: Dienstleistung darf nicht Ausbeutung bedeuten. Verlangt der Patient zu viel, muss der Dienstleister höflich ablehnen dürfen. Es gelten die Spielregeln von Angebot und Nachfrage. Dienstleistungen kosten Geld, sie lassen sich nach Zeit und Aufwand kalkulieren.

- Medizinische Dienstleistungen basieren auf dem Prinzip der Gegenseitigkeit; sowohl dem medizinischen Dienstleister als auch dem Patienten muss die Leistung zugutekommen.
- Gesetze verpflichten Ärzte, auch dann zu behandeln, wenn eine Bezahlung nicht garantiert ist (Notfall).

Arbeitsprobe zum Abheften im **Berichtsheft-Ordner**, z. B.:
- Liste von Begriffen für die Kompetenzen und Tätigkeiten, die einen rein profitorientierten Dienstleistungsbetrieb allgemein auszeichnet.
- Liste von zusätzlichen Kompetenzen oder Tätigkeiten, die ein medizinisches Dienstleistungsunternehmen anbieten muss.

## 1.2 Organisation, Aufgaben, Funktionsbereiche und Ausstattung des Ausbildungsbetriebes

### a) Struktur, Aufgaben und Funktionsbereiche des Ausbildungsbetriebes erläutern

Eigentlich erläutern sich Struktur, Aufgaben und Funktionsbereiche des Ausbildungsbetriebes von selbst:

**Räumliche Gliederung:**

- Allgemeiner Patientenbereich mit Eingang, Anmeldung, Garderobe, Wartebereich, Waschraum/WC
- Allgemeiner Praxisteambereich mit Umkleideraum, Sozialraum, Waschraum/WC
- Verwaltungsbereich (Anmeldung) mit Bürotechnik, Kommunikation, Korrespondenz, Abrechnung
- Behandlungs- und Untersuchungszimmer (ggf. unterteilt in allgemeinzahnärztliche Behandlung, Prophylaxe, Röntgen, OP)
- „Steri" = Bereich für Instrumentenaufbereitung, Wartung, Desinfektion, Sterilisation, Entsorgung, Putzartikel, Raumpflege
- Lager = Materialaufbewahrung
- Laborbereich (von kleiner „Gipsküche" zum Ausgießen von Abformungen bis zur vollständigen Ausstattung für alle zahntechnischen Arbeiten)
- ggf. separater Raum für Patientenberatung, Fortbildung, Multimedia, Bibliothek

### Prinzipien der Einrichtung:
- Hygienevorschriften müssen eingehalten werden können
- Intimsphäre des Patienten muss geschützt sein
- Arbeitsschutzbestimmungen müssen einhaltbar sein
- Altpraxen (z. B. ohne Sozialraum) haben Bestandsschutz.

### Struktur/Hierarchie/Organigramm:

In Kleinpraxen mit wenigen Mitarbeitern ist die Entscheidungszuständigkeit übersichtlich, schnell zu klären und sie versteht sich von selbst (z. B. 1 Zahnarzt, 1 ZFA, 1 Azubi, 1 „Putzhilfe").

In größeren Praxen mit mehreren Zahnärzten und diversen Mitarbeitern gibt es aufgrund des geforderten Qualitätsmanagements meist eine Grafik (Organigramm), die übersichtlich erläutert, wer für welche Arbeitsbereiche zuständig ist.

Besondere Verantwortung erfordern folgende Bereiche:
- Post (Postgeheimnis, Öffnen von Briefen, Portokasse, Entgegennahme von Sendungen und Lieferungen)
- Praxiskasse (Barzahlung von Rechnungen, Quittierung)
- Materialverwaltung (teure Verbrauchsmaterialien, Einkauf, Lagerhaltung, Verfallsdaten).

Arbeitsprobe zum Abheften im **Berichtsheft-Ordner**, z. B.:
- Skizze der räumlichen Aufteilung der Ausbildungspraxis zeichnen und Räume und Funktionsbereiche benennen
- Organigramm der Ausbildungspraxis oder einer Musterpraxis anfertigen

## b) Geräte und Instrumente des ausbildenden Betriebes handhaben, pflegen und warten

*Kommentar: Was haben sich die Texter der Ausbildungsverordnung nur bei dieser Aufgabenformulierung gedacht? Natürlich muss die Auszubildende nach und nach alle Geräte und Instrumente kennenlernen, „handhaben", „pflegen und warten". Soll nun im Berichtsheft anhand der Inventarliste niedergeschrieben werden: „Die Auszubildende hat am 10. April gelernt, wie eine Sonde gehandhabt, gepflegt und gewartet wird."?*

Aber irgendwie muss diese Aufgabe ja bewältigt werden. Vorschlag für eine Formulierung zur Dokumentation der Ausbildung:

„Ausbilder und Auszubildende stellen fest: In der 15. Woche des Jahres wurden insbesondere Handhabung, Pflege und Wartung folgender Instrumente und Geräte besprochen: konservierende Füllungsinstrumente, Turbinen und Winkelstücke, Lichthärtungslampen, Amalgamabscheider, ..."

Hilfreich ist die Orientierung anhand der Inventar- oder Geräteliste sowie der Wartungs-Terminkalender oder Checklisten. Diese Inventar- oder Checklisten, Arbeits- und Gebrauchsanweisungen könnten auch als Arbeitsprobe ausgedruckt und im Berichtsheft-Ordner abgeheftet werden. Es wäre allerdings verrückt, *alles* auszudrucken und abzuheften.

### Für den **Berichtsheft-Ordner:**
- Inventarliste/Geräteliste mit Häkchen, welche Geräte und Instrumente die Auszubildende bereits handhaben, pflegen und warten kann

## 1.3 Gesetzliche und vertragliche Regelungen der zahnmedizinischen Versorgungen

Arbeitsproben für die Aufgaben 1.3 a–c) zum Abheften im **Berichtsheft-Ordner:**
z. B. kann hier wieder der Satz niedergeschrieben werden: „Auszubildende und Ausbilder haben am … (Datum) ein Ausbildungsgespräch über die Aufgaben 1.3 a–c) geführt."

Ggf. können noch von den üblichen wiederkehrenden Belehrungen des QM-Systems der Praxis Kopien angefertigt werden.

Es folgt eine Erörterung der Aufgaben 1.3 a–c).

### a) Rechtliche Grenzen für das selbstständige Handeln beachten

So ganz eindeutig ist hier die Aufgabenstellung nicht zu erkennen; wer soll was beachten und wer soll selbstständig handeln? Der selbstständige Zahnarzt oder die angestellte ZFA? Wahrscheinlich sollen Ausbilder und Azubi erörtern, was fertig ausgebildete, angestellte ZFAs tun sollen und dürfen.

Zahnmedizinische Leistungen dürfen per Gesetz nur von Zahnärzten erbracht werden. Waren ganz früher Zahnärzte häufig allein tätig, so hat sich durch den stetigen Fortschritt und Wandel der Zahnmedizin die Teamarbeit etabliert. Zahnmedizinische Leistungen werden in einzelne Teile untergliedert, und diese Teilleistungen können von Zahnärzten auch an geeignetes Assistenzpersonal delegiert werden. Es ist sogar so, dass die Honorierung der zahnmedizinischen Leistungen sowohl im

Bereich der gesetzlichen Krankenversicherungen (GKV, Bema, Budgetierung) wie auch im privatzahnärztlichen Bereich (PKV, Gebührenordnung von 1988!) es aus wirtschaftlichen Gründen erforderlich erscheinen lassen, bestimmte (Teil-)Leistungen zu delegieren.

Im Gesetz über die Ausübung der Zahnheilkunde vom 16. April 1987, zuletzt geändert durch das Gesundheitsstrukturgesetz vom 21. Dezember 1992, ist zu lesen, was Zahnärzte an ihre Mitarbeiter delegieren dürfen (wobei hier die ZFA noch „Helferin" heißt):

„Approbierte Zahnärzte können insbesondere folgende Tätigkeiten an dafür qualifiziertes Prophylaxe-Personal mit abgeschlossener Ausbildung wie zahnmedizinische Fachhelferin, weitergebildete Zahnarzthelferin, Prophylaxehelferin oder Dental-Hygienikerin delegieren: Herstellung von Röntgenaufnahmen, Entfernung von weichen und harten sowie klinisch erreichbaren subgingivalen Belägen, Füllungspolituren, Legen und Entfernen provisorischer Verschlüsse, Herstellung provisorischer Kronen und Brücken, Herstellung von Situationsabdrücken, Trockenlegen des Arbeitsfeldes relativ und absolut, Erklärung der Ursache von Karies und Parodontopathien, Hinweise zu zahngesunder Ernährung, Hinweise zu häuslichen Fluoridierungsmaßnahmen, Motivation zu zweckmäßiger Mundhygiene, Demonstration und praktische Übungen zur Mundhygiene, Remotivation, Einfärben der Zähne, Erstellen von Plaque-Indizes, Erstellung von Blutungs-Indizes, Kariesrisikobestimmung, lokale Fluoridierung z. B. mit Lack oder Gel, Versiegelung von kariesfreien Fissuren."

Weiteren Aufschluss erlangt man, wenn man den Delegationsrahmen der Bundeszahnärztekammer für Zahnmedizinische Fachangestellte liest, novelliert und beschlossen vom Vorstand der Bundeszahnärztekammer am 16. September 2009. Er wurde in den Zahnärztlichen Mitteilungen (ZM) veröffentlicht. Die sieben Seiten sollte man sich – sofern sie nicht sowieso in einem Praxishandbuch abgeheftet sind – aus dem Internet herunterladen:

http://www.bzaek.de/fileadmin/PDFs/grafiken/Delegationsrahmen.pdf.

Es wird deutlich, dass Leistungen wie Zahnsteinentfernung oder die Herstellung von Kronenprovisorien in der Regel nicht an Azubis delegiert werden dürfen. Es lohnt sich, wenn Ausbilder und Azubi die sieben Seiten diskutieren und das Gespräch im **Berichtsheft** dokumentiert wird.

Auch die Rechtsprechung befasst sich mit der Delegation. **Der Zahnarzt bleibt der Verantwortliche, insbesondere wenn etwas „schief" geht.** Der Zahnarzt muss sich kontinuierlich von der Eignung der Mitarbeiter überzeugen, die ausgeführten Leistungen kontrollieren (z. B. durch Stichproben) und stets für Korrekturen zur Verfügung stehen. Die Anweisungen des Zahnarztes müssen präzise formuliert und am besten schriftlich niedergelegt sein. Nur so kann in Streitfällen geklärt werden, ob der Zahnarzt eine „falsche Anordnung" gegeben hat oder die Mitarbeiterin gegen die Anordnung verstoßen hat. Eine Angestellte ist nicht selbstständig, auch wenn sie eigenständig entscheiden muss.

## b) Die ärztliche Schweigepflicht einhalten

Der Zahnarzt ist gesetzlich verpflichtet, die persönlichen Daten und Geheimnisse seiner Patienten zu wahren. Um dieser Schweigepflicht nachzukommen, müssen auch die Praxismitarbeiter dazu angewiesen werden. Es ist sinnvoll, diese Anweisungen schriftlich zu dokumentieren und die Aufklärung über die Schweigepflicht in regelmäßigen Abständen zu wiederholen (z. B. in einer Teambesprechung).

Die Schweigepflicht zu brechen, ist kein Bagatelldelikt; § 203 des Strafgesetzbuches und § 53 der Strafprozessordnung beschäftigen sich mit der Verletzung von Privatgeheimnissen bzw. mit dem Zeugnisverweigerungsrecht.

Auch die Berufsordnungen der Zahnärztekammern nennen die Verschwiegenheitsverpflichtung. Verstöße gegen die Berufsordnung können unangenehme Konsequenzen haben.

Zu den Privatgeheimnissen gehören alle Lebensumstände, die der Patient in der Praxis offenbart (z. B. bestimmte Erkrankungen, Schwangerschaft, Vermögensverhältnisse, Ängste usw.). Insofern bricht eine Praxismitarbeiterin massiv ihre Schweigeverpflichtung, wenn sie einer Freundin berichtet: „Herr X zahlt seine Rechnungen nicht und hat furchtbare Angst vor dem Zahnarzt, obwohl er doch gar keine Zähne mehr hat und Prothesen trägt." Keinesfalls darf einem Fremden oder gar dem Arbeitgeber des Patienten Auskunft darüber gegeben werden, ob und warum eine Arbeitsunfähigkeit vorlag. Es soll nicht einmal preisgegeben werden, wer denn Patient in der Praxis ist. Patienten-Karteikarten dürfen nicht einfach am Empfang sichtbar „herumliegen", PC-Bildschirme mit Patientendaten nicht offen einsehbar sein.

Schwierige Situationen entstehen, wenn Telefonanrufer sich als ärztliche Kollegen ausgeben und psychologischen Druck aufbauen: „Ich brauche dringend und sofort Auskunft über den Patienten XY, der sich bei uns in Behandlung befindet und wegen eines Notfalls nicht ans Telefon kommen kann."

**In Zweifelsfällen soll der Zahnarzt selbst entscheiden**, welche Auskünfte gegeben werden können oder ob mindestens ein Rückruf mit Kontrolle der Telefonnummer sichert, dass tatsächlich ein Krankenhaus-Arzt anruft. In der Regel ist der Patient selbst zu informieren und zu befragen, ob er mit der Herausgabe von Daten einverstanden ist (z. B. wenn er eine Versicherung abschließt oder sich bei einem anderen Arzt/einer anderen Ärztin bzw. in einem Krankenhaus behandeln lässt). Ggf. sollte man sich dieses Einverständnis schriftlich geben lassen.

Geheimnisse müssen auch gegenüber den Verwandten von Patienten bewahrt werden. Ein Ehemann hat das Recht, dass z. B. gegenüber seiner Ehefrau das Geheimnis seiner auf Implantaten verankerten Prothese bewahrt wird.

Beim Übergang vom Jugendlichenalter zum Erwachsen-Sein kann es ebenfalls schwierig werden. Auch Volljährige (ab dem 18. Geburtstag) können wirtschaftlich abhängig sein. Wer zahlt dann für die Behandlung? Wer ist aufzuklären über die Kosten? All dies erfordert Fingerspitzengefühl und im Zweifelsfall bleibt die Frage zu klären: „Sehr geehrter volljähriger familienversicherter Patient ohne eigenes Einkommen, dürfen wir Ihre Eltern fragen, ob die Vollkeramik-Krone tatsächlich bezahlt wird?"

### c) Über grundlegende Elemente der Sozialgesetzgebung informieren

Die Sozialgesetze wurden erlassen, damit jeder Bürger des Lands nach den Prinzipien der Menschenwürde leben kann, vor einer direkten Abhängigkeit von anderen geschützt ist und keine Bettelei betreiben muss. Wer nicht aus eigener Kraft für seinen Lebensunterhalt sorgen kann und Bürger dieses Staates ist, dem soll die Gemeinschaft der Bürger helfen. Einzelne Gesetze regeln die Ansprüche von Arbeitslosen, Erwerbsunfähigen, Rentnern und Obdachlosen. Auch Staatenlosen, Asylbewerbern und „Geduldeten" soll nach dem Gesetz in einem bestimmten Rahmen geholfen werden. Insbesondere soll niemand wegen seiner schlechten finanziellen Verhältnisse mangelhaft medizinisch versorgt werden.

In der Zahnarztpraxis tritt die Sozialgesetzgebung plastisch hervor, wenn Patienten laut Ausweis von der Zuzahlung befreit sind, besondere „Krankenscheine der Sozialämter" vorweisen oder Härtefallregelungen für Zahnersatz in Anspruch nehmen.

Das Sozialgesetzbuch V befasst sich mit der gesetzlichen Krankenversicherung, das Sozialgesetzbuch VII mit der Unfallversicherung. Eine Übersicht über alle 12 Sozialgesetzbücher sowie weitere Gesetze und Rechtsvorschriften finden sich im Internet.

## 1.4 Berufsbildung, Arbeits- und Tarifrecht

Beispiele von Arbeitsproben für den **Berichtsheft-Ordner** finden sich am Ende der Aufgaben 1.4 a–d).

### a) Bedeutung des Ausbildungsvertrages, insbesondere Abschluss, Rechte und Pflichten, Dauer und Beendigung, erklären

Beim Bundesministerium für Bildung und Forschung gibt es die aktualisierte kostenlose Broschüre „Ausbildung und Beruf – Rechte und Pflichten während der Berufsausbildung", die man bestellen oder als PDF-Datei downloaden kann.

Zur Bewältigung dieser Aufgabe sollten Ausbildender und Azubi den geschlossenen Ausbildungsvertrag hervorholen, ggf. auch die Erläuterungen, die die Zahnärztekammer mit dem Mustervertrag veröffentlicht (siehe QM-Ablage/QM-CD oder Download-Center der Zahnärztekammer).

Der Berufsausbildungsvertrag wird auf Grundlage des Berufsbildungsgesetzes geschlossen und bei der zuständigen Zahnärztekammer zur Registrierung vorgelegt. Es würde zu weit führen, wenn alle sowieso im Vertrag aufgeführten Punkte wie
- Ausbildungszeit
- Pflichten des Ausbildenden
- Pflichten des Auszubildenden
- Vergütung
- tägliche Ausbildungszeit
- Jahresurlaub
- Kündigungsregelung

- Zeugnis
- Beilegung von Streitigkeiten

und weitere Unterpunkte im Einzelnen aufgeführt und erklärt würden, da sie dem Vertrag deutlich entnommen werden können.

Hervorgehoben werden soll, dass der Ausbildende einen Ausbildungsplan erstellen muss und dass die Bestimmungen der Ausbildungsverordnung gültig sind. Der Ausbildungsverordnung (im Internet erhältlich) kann entnommen werden:
- § 3 Ausbildungsberufsbild; dort werden schlagwortartig die mindestens zu vermittelnden Fertigkeiten und Kenntnisse genannt
- § 4 und Anlagen 1 und 2 betreffen den Ausbildungsrahmenplan
- § 6 betrifft das als Ausbildungsnachweis zu führende Berichtsheft

## b) Inhalte der Ausbildungsverordnung und den betrieblichen Ausbildungsplan erläutern

Diese Aufgabe ist vergleichsweise einfach zu erfüllen: Man holt die Ausbildungsverordnung hervor (Praxishandbuch, PC-Datei oder Internet: Stichwort „Ausbildungsverordnung ZFA"), schaut sich die einzelnen Paragrafen und Anlagen gemeinsam an und erläutern sie.

Der betriebliche Ausbildungsplan ist da schwieriger. Hier müssen ggf. betriebliche Besonderheiten durch Spezialisierung (z. B. KFO, Oral-Chirurgie, ZMK-Chirurgie, Endodontie usw.) berücksichtigt werden, denn die laut § 3 Ausbildungsverordnung zu vermittelnden Fertigkeiten und Kenntnisse sollen in dem Plan untergebracht werden.

- Kein Orthopan-Rö in der Praxis – welcher Kollege ermöglicht Hospitation?
- Kein Praxislabor – welcher Zahntechniker gewährt Einblick?
- Keine KFO-Leistungen in der Praxis – welcher Kieferorthopäde hilft?

Im Laufe der Ausbildung muss der Ausbildungsplan ggf. angepasst werden, wenn z. B.
- die Auszubildende verkürzen will,
- wegen Fehlzeiten oder mangelnder Motivation Nachhilfe bei der Vermittlung von Fertigkeiten und Kenntnissen eingeplant werden muss.

## c) Die im Ausbildungsbetrieb geltenden Regelungen über Arbeitszeit, Vollmachten und Weisungsbefugnisse beachten

Die Formulierung der Aufgabe reizt zu dem Eintrag im Berichtsheft-Ordner: „Die im Ausbildungsbetrieb geltenden Regelungen über Arbeitszeit, Vollmachten und Weisungsbefugnisse wurden beachtet."

Doch Spaß beiseite; die Texter der Ausbildungsverordnung hatten wohl eine andere Absicht: Der Ausbildungsvertrag sollte wohl (nochmals) bezüglich der Arbeits- und Ausbildungszeiten durchgegangen werden bzw. die im Praxisbetrieb übliche regelmäßige und nach den Richtlinien des Qualitätsmanagements nötige Information der Mitarbeiter sollte genutzt werden.

Arbeitgeber sind gesetzlich verpflichtet, „auslegepflichtige Rechtsvorschriften" im Betrieb zu haben. Diese gibt es als Taschenbuch, CD oder PC-Datei. Zu den auslegepflichtigen

Rechtsvorschriften gehören das Arbeitszeitgesetz und das Jugendarbeitsschutzgesetz. Diese Texte sollten zusammen mit dem Ausbildungsvertrag und den in der Praxis üblichen Dienstplänen erörtert werden. Übliche und realistische Arbeitspausen müssen ehrlich und fair festgestellt werden.

Eine wichtige Rolle spielt auch immer die Frage, ob der Weg zwischen Berufsschule und Praxis als Arbeitszeit gilt: Ja, es ist Arbeitszeit. Es ist ein wenig kleinlich vom Arbeitgeber, wenn er unterstellt, dass für Azubis die Bahnfahrt reines Vergnügen und Ausruhen darstellt – nicht immer kann man in Bus oder Bahn bequem sitzen, und eine wirkliche „Mittagspause" ist das Knabbern eines Brötchens in der Bahn sicher nicht. Volljährige Auszubildende müssen nach der Berufsschule wieder in die Praxis.

Nach Einführung eines Qualitätsmanagementsystems existieren in den meisten Praxen „Organigramme", die regeln, wer welche Weisungsbefugnisse und Vollmachten hat. Der Teamchef bestimmt:
- wer ggf. Post öffnen und sortieren darf
- ob Post, die mit dem Hinweis „persönlich" versehen ist, geöffnet werden darf
- wer die Bargeldkasse verwalten oder anderen Zahlungsverkehr erledigen darf
- wer die Portokasse oder Frankiermaschine verwaltet
- wer am PC Rechnungen und Briefe schreibt
- wer das Material verwaltet und ggf. Nachschub einkauft
- wer Dienstpläne schreibt und zu ungeliebten Putz- und Aufräumarbeiten einteilt

## d) Wesentliche Bestimmungen der für den Ausbildungsbetrieb geltenden Tarifverträge nennen

Da haben wir wieder den Einfluss der Gewerkschaften auf den Verordnungsgeber, sonst wäre diese Formulierung schon unter Punkt 1 als Aufgabe für das Berichtsheft gelandet. Die Tarifparteien sind in Arbeitgeberverbänden organisierte selbstständige Zahnärzte und in Gewerkschaften organisierte ZFAs oder Azubis. Allerdings sind die wenigsten Zahnärzte als Arbeitgeber in einem Arbeitgeberverband organisiert. Sie sind dann keine Tarifpartner, und selbst wenn sie Gewerkschaftsmitglieder einstellen, gilt für sie der Tarifvertrag nicht, es sei denn, in dem Anstellungs- oder Arbeitsvertrag wird ausdrücklich Bezug auf den Tarifvertrag genommen.

Zahnärzte, das zeigt die Erfahrung, kümmern sich wenig um Tarifrecht und Tarifverhandlungen; sie haben sogar eine Scheu vor diesem Thema. Sie orientieren sich lieber an Empfehlungen, die von Zahnärzteverbänden oder Zahnärztekammern veröffentlicht werden. Und diese Zahnärzteverbände oder Zahnärztekammern orientieren sich dann doch an den wenigen gültigen Tarifverträgen, die zwischen Gewerkschaften und tarifgebundenen Zahnärzten geschlossen werden; denn das ist ja gerade das Schwierige: Niemand will der Dumme sein, der freiwillig oder unwissend zu viel zahlt, aber es will auch kein Arbeitgeber seine kompetenten Mitarbeiter verlieren, weil er im Vergleich zu anderen zu wenig zahlt.

Umfragen zum Thema Gehaltszahlung sind schwierig zu organisieren, denn wird wirklich die Wahrheit geantwortet? In Streitfällen legen auch manchmal Gerichte fest, welche Zahlungen zu leisten sind: Auch wenn ein Arbeitgeber nicht tarifgebunden ist, darf eine Ausbildungsvergütung im Regelfall die tariflich vorgesehene Vergütung nicht um mehr als 20 Prozent unterschreiten, da sie sonst als unangemessen und damit als gesetzeswidrig anzusehen ist.

Wesentliche Inhalte der Tarifverträge sind Bestimmungen über Arbeitszeiten, Urlaubszeiten, Lohnfortzahlung im Krankheitsfall, Vergütungshöhen für unterschiedliche Tätigkeitsbereiche (ZFA, fortgebildete ZFA, ZMP ZMF, ZMV, DH u. ä.) und Berufserfahrungsdauer, Laufzeiten der Verträge und die Maßnahmen bei Scheitern von Tarifverhandlungen (z. B. Streik).

Der gültige Tarifvertrag wird an dieser Stelle nicht abgedruckt, da er aus dem Internet oder anderen Quellen bezogen werden kann.

Beispiele von Arbeitsproben zu den Aufgaben 1.4 a–d) für den **Berichtsheft-Ordner:**
- Auflistung im Betrieb vorhandener Mitarbeiterunterweisungen/Belehrungen
- Schema eines Dienstplanes für den Azubi erstellen mit Arbeits-/Ausbildungszeiten und Berufsschulzeit/Wegezeit
- Jahresurlaub auflisten
- Auszug aus dem Gehaltstarifvertrag für ZFA als Tabelle erstellen
- Fortbildungsangebot für ZFA der Landes-Zahnärztekammer besorgen

## 1.5 Sicherheit und Gesundheitsschutz bei der Arbeit

Beispiele von Arbeitsproben für den **Berichtsheft-Ordner** finden sich am Ende der Aufgaben 1.5 a–d).

### a) Gefahren für Sicherheit und Gesundheit am Arbeitsplatz feststellen sowie Maßnahmen zu deren Vermeidung ergreifen

Tja, wer soll da mit dem Azubi durch die Praxis gehen und mittels Block und Bleistift die drohenden Gefahren feststellen? Wo kann man stolpern und mit spitzer Sonde oder scharfem Skalpell in der Hand sich und andere gefährden? Welche hohen Regale sind nicht mehr sicher in der Wand verankert? Der Patient XY wirkte irgendwie unheimlich, als hätte er eine psychische Störung. ... Das Leben ist wild und gefährlich, am besten man bleibt zu Hause.

Doch Scherz beiseite, nicht umsonst gibt es eine **Berufsgenossenschaft für Gesundheitsdienst und Wohlfahrtspflege** (BGW), im Internet unter www.bgw-online.de zu finden. Jeder selbstständige Zahnarzt, der Angestellte beschäftigt, muss Mitglied sein, um seine Mitarbeiter dort zu versichern. Es ist ein Verdienst der strengen deutschen/europäischen Vorschriften, dass sich die Zustände seit Beginn der Industrialisierung deutlich gebessert haben und sich – mit dem Wandel der Arbeitswelt, mit neuen Materialien und Geräten – noch weiter verbessern.

**Betriebsärztliche und Sicherheitstechnische Beratung** = BuS-Dienst; jeder Azubi sollte seinen Teamchef fragen, ob es eine arbeitsmedizinische Betreuung der Praxismitarbeiter gibt und welche BuS-Dienst-Unterlagen dazu existieren. Zum BuS-Dienst gibt es auch eine wunderschöne Homepage (http://www.busdienst.org/), auf der zu diesem Thema eine Menge Informationen zu finden sind.

Vielleicht ist es eine gute Aufgabe für Azubis, sich mit der BGW in Verbindung zu setzen und einmal nachzufragen:
- Welche Berufsunfälle kommen in Zahnarztpraxen vor?
- Welche Erkrankungen/Diagnosen werden gestellt?
- Wie viel Prozent der in Deutschland beschäftigen ZFAs erleiden Berufsunfälle/beruflich bedingte Erkrankungen?
- Welche schriftlichen Hinweise der BGW gibt es zur Gestaltung eines sicheren Arbeitsplatzes in der Zahnarztpraxis?

Jeder Arbeitgeber hat die Pflicht, Gefährdungen für sich und seine Mitarbeiter zu minimieren, jeder Mitarbeiter hat die Pflicht, das Team und den Teamchef auf neu aufgetretene Störungen und Gefahren hinzuweisen (es folgt eine etwas banal wirkende Aufzählung):
- Stolperfallen erkennen (Kabel, Leitungen, sich lösende Fußbodenbeläge, defekte Sohle am Arbeitsschuh)
- defekte Geräte (brüchige Kabel, Sprung in der Gerätewand, Wackelkontakt)
- defekte Materialbehälter/Verschlüsse
- defekte Bürostühle (Gasfeder fixiert die Höhe nicht mehr, eine der fünf (!) Rollen ist defekt usw.)
- Eine sichere Trittleiter fehlt, um hohe Regale zu bewirtschaften.
- Ein neuer Gefahrstoff ist aufgetaucht (z. B. ein neues Desinfektionsmittel).
- Die neuen Handschuhe verursachen Hautrötungen?
- Das Kleingedruckte ist neuerdings so unscharf, brauche ich vielleicht eine Brille?

Eigentlich sollte es in jeder Praxis Checklisten zum ordnungsgemäßen Umgang mit Gefahrstoffen, Gasflaschen, Druckbehältern, Feuerlöschern, zum Aktualisieren des Verbandskastens, zur Kontrolle des Hygieneplans sowie zur Einhaltung der RKI-Richtlinien bzw. des Leitfadens der DAHZ (Deutscher Arbeitskreis für Hygiene in der Zahnmedizin) geben. Diese Berichtsheftaufgabe kann der routinemäßigen Wiederholung der Mitarbeiterinformation vorgezogen bzw. bis zu der Besprechung vertagt werden.

Ein Mensch mit Fantasie kann sich vielfältige gefährdende Situationen ausdenken: Müdigkeit, Unkonzentriertheit, Restalkohol nach durchzechter Nacht, Drogenkonsum – auch derartige Zustände gefährden Kollegen und Patienten, weil dann leichter Fehler auftreten. Es ist falsch verstandene Kollegialität, wenn der Verdacht auf eine „Abhängigkeit" oder „Sucht" nicht thematisiert wird – im Zweifel den Teamchef anonym schriftlich über den Verdacht informieren.

Selbst eine ergonomische Arbeitsweise/richtige Arbeitshaltung beugt Gesundheitsschäden vor (und ein Ausgleichssport in der Freizeit ist sicher besser, als zu Hause vor dem TV- oder PC-Bildschirm abzuhängen – aber dies hat nun wirklich nichts mit der Praxis zu tun ...)

## b) Berufsbezogene Arbeitsschutz- und Unfallverhütungsvorschriften anwenden

Unter 1.5 a) wurde bereits die BGW erwähnt. Die BGW gibt Vorschriften heraus, und diese sind anzuwenden. Der Azubi sollte sie kennen bzw. wissen, wo sie in der Praxis eingesehen werden können. Der routinemäßige Betrieb der Praxis erfordert die permanente Anwendung von Vorschriften. Aber zum Glück müssen manche nie angewendet werden, z. B. die Vorschrift, unfallbedingte Todesfälle *sofort* bei der BGW zu melden.

Im Übrigen werden Vorschriften aktualisiert und erhalten manchmal neue Namen. Die Unfallverhütungsvorschriften (UVV) heißen jetzt „Berufsgenossenschaftliche Vorschriften für Sicherheit und Gesundheit bei der Arbeit" (abgekürzt BGV). Jede Praxis sollte sie haben, und wenn sie verlegt sind: Anfordern bei der BGW.

Auf der Homepage der BGW gibt es die Stichworte: Kundenzentrum – Gesund und sicher arbeiten – Sichere Seiten – Zahnmedizin; hier erfährt der Internetsurfer wie der Arbeits- und Gesundheitsschutz in der zahnmedizinischen Praxis organisiert werden kann bzw. unter welchen Überschriften Anleitungen erstellt werden können:
- Arbeitsmedizinische Vorsorge
- Arbeitsschutzorganisation
- Arbeitsplatz
- Arbeitszeit
- elektrische Geräte und Anlagen
- Gefahrstoffe
- Hautschutz
- Infektionsschutz
- Jugendarbeitsschutz
- Medizinprodukte
- Mutterschutz
- Notfallvorsorge

Zusätzlich oder überschneidend zu diesen Überschriften sei daran erinnert, dass in der Zahnarztpraxis folgende „Anwendungen" erfolgen:
- Hygieneplan
- RKI-Richtlinien oder Hygiene-Leitfaden DAHZ
- Vorschläge des BuS-Dienstes umsetzen

## c) Verhaltensweisen bei Unfällen beschreiben sowie erste Maßnahmen einleiten

In der Zahnarztpraxis können Teammitglieder oder Patienten oder Begleitpersonen Unfälle erleiden, z. B.:

- Schnitt- oder Stichverletzungen mit und ohne Infektionsgefährdung
- Verbrennungen, Verätzungen
- Verletzungen des Auges (Fremdkörper, Chemikalien)
- Verschlucken (Abdruckmaterial, Bohrer, Zähne usw.)
- Aspirieren („Einatmen" von Fremdkörpern in Atemwege)
- Stürze

In der Regel wird der Zahnarzt während solcher Situationen in der Praxis sein und verantwortlich die entsprechenden Maßnahmen einleiten. Es könnte jedoch der Fall eintreten (z. B. während der Mittagspause), dass eine ZFA oder eine Auszubildende allein mit einer der oben beschriebenen Situationen fertig werden muss. Es ist daher anzuregen, dass neue Mitarbeiter frühzeitig an einem Erste-Hilfe-Kurs teilnehmen und alle Mitarbeiter regelmäßig ihr Wissen auffrischen.

Zusätzlich ist ein „Notfall-Plan" der Praxis mit dem Team regelmäßig durchzusprechen und einzuüben. Das Gleiche gilt für den Umgang mit einem „Erste-Hilfe-Kasten", dem „Notfall-Koffer" (sofern vorhanden) bzw. mit den Notfall-Medikamenten.

Wichtig ist es, nach der „ersten Hilfe" kompetente „zweite Hilfe" in die Praxis zu bekommen. Auch die Auszubildende darf nicht panisch reagieren, sondern sollte am Telefon nach einer vorformulierten Notfallkarte handeln:

- Telefonnummer z. B. 112 (Feuerwehr)
- Oder ggf. vorgegebene Nummer eines örtlichen Rettungsdienstes

- Text: Hier ist die Zahnarztpraxis XY in der Mustermannstr. 2 A, Hochparterre. Wir haben einen medizinischen Notfall. Die Patientin ist 82, hat einen Gegenstand aspiriert, ... / ist bewusstlos / ...

Kleinere Verletzungen müssen im Verbandsbuch (muss in jeder Praxis vorliegen, ggf. bei der BGW anfordern) dokumentiert werden.

Größere Arbeitsunfälle und Verletzungen, die aber keinen Rettungsdienst erfordern, müssen einem Durchgangsarzt (D-Arzt) überwiesen/vorgestellt werden. Zum Notfallplan/Verbandsbuch sollten die Adressen nahegelegener D-Ärzte gehören.

Der BGW müssen Arbeitsunfälle angezeigt werden. Ein Formular dazu kann man bei der BGW downloaden oder anderweitig anfordern.

Für den **Berichtsheft-Ordner:**
Praxisübliche Notfallpläne/Gebrauchsanweisungen/Verhaltens-Leitlinien können kopiert und abgeheftet werden.

## d) Vorschriften des vorbeugenden Brandschutzes anwenden; Verhaltensregeln bei Bränden beschreiben und Maßnahmen zur Brandbekämpfung ergreifen

Feuerlöscher müssen in jeder Praxis in ausreichender Stückzahl vorhanden sein und alle 2 Jahre von einer autorisierten Firma gewartet werden (schriftlicher Nachweis, Siegel auf Löschern).

Die BGW hält die Broschüre „Ausstattung von Arbeitsstätten mit Feuerlöschern" (Gruber, Karin; Gerhards, Michael) bereit; sie kann als Download ausgedruckt werden.

Bei den Zahnärztekammern ist ggf. die Broschüre/CD-/QM-Datei „Sicherheitsregeln für die Ausrüstung von Arbeitsstätten mit Feuerlöschern" vorrätig.

Wasser und $CO_2$ gelten als Löschmittel der Wahl; wie viele „Löschmitteleinheiten" pro Praxis nötig sind, errechnet sich aus einer den Broschüren beigefügten Tabelle.

Sehr große Praxen (z. B. über mehrere Stockwerke) müssen über Fluchtweg-Hinweisschilder verfügen. Der BuS-Dienst wird hierzu Angaben gemacht haben. Falls Zweifel bestehen (z. B. bei einer Praxisübernahme) sollte der neue Praxisbetreiber sich ggf. beraten lassen (Beratungsstelle der Feuerwehr).

Laut Auskunft der Feuerwehr brennt es in Zahnarztpraxen sehr selten. Wenn es brennt, sind eher typische Ursachen festzustellen (unbeobachtete Adventskerze, Zigaretten-Kippe im Papiermüll u. ä.). Trotzdem sollte mit dem Team durchgesprochen werden, welche Materialien/Gefahrstoffe in der Praxis besonders leicht entzündlich sind, tunlichst nicht in der Nähe von Hitzequellen gelagert werden sollen und während eines Brandes besonders gefährlich sind (Explosionsgefahr).

Kleinere Brände sollten sofort mit den vorhandenen Feuerlöschern gelöscht werden. Die Feuerlöscher müssen an gekennzeichneten Stellen gelagert werden, falls sie nicht offen sichtbar aufbewahrt werden. Die Handhabung sollte im Zuge der Notfall-Übungen allen Mitarbeitern gezeigt werden.

Ist ein Brand nicht sofort löschbar, muss die Feuerwehr alarmiert werden; gefährdete Personen müssen schonend und panikvermeidend informiert und aus der Praxis geleitet werden. Außerdem ist zu beachten: Keine Fahrstühle benutzen, unmittelbar gehen, keine Wertsachen oder Kleidungstücke oder andere Gegenstände zu retten versuchen! Türen und Fenster schließen, um brandanfachende Luftzufuhr zu vermindern! Eintreffen der Feuerwehr abwarten und Hinweise geben.

**Beispiele von Arbeitsproben zu den Aufgaben 1.5 a–d) für den Berichtsheft-Ordner:**

- Skizze des Raumplanes der Praxis kopieren und einzeichnen, wo Feuerlöscher, Verbandskasten, Notfallkoffer zu finden sind und wo explosionsgefährliche Dinge (Kanister, Flaschen, Kartuschen) mit Chemikalien gelagert werden
- Standardtext für Notfall-Telefonat mit Feuerwehr/Rettungsdienst/Polizei erstellen
- Alarmplan der Praxis und Dienstanweisung dazu kopieren
- Übersicht über Gefahrstoff-Liste der Praxis kopieren

## 1.6 Umweltschutz.
## Zur Vermeidung betriebsbedingter Umweltbelastungen im beruflichen Einwirkungsbereich beitragen, insbesondere

a) mögliche Umweltbelastungen durch den Ausbildungsbetrieb und seinen Beitrag zum Umweltschutz an Beispielen erklären

Der Ausschuss für zahnärztliche Berufsausübung der Bundeszahnärztekammer hat Hinweise zur „Entsorgung von Praxisabfällen" zusammengestellt. Sie sind jeder Zahnärztekammer zugänglich. Da Abfallentsorgung Ländersache ist, kann an dieser Stelle nur auf die Hinweise der Landeszahnärztekammern verwiesen werden. In der Regel sollte dieses Thema im Zuge des QM-Systems der Praxis erfasst sein.

Drucken Sie doch Ihre Liste/Anleitung zur Entsorgung von Abfällen und Reststoffen aus und legen Sie diese dem Berichtsheft-Ordner bei. Dokumentieren Sie das dazu geführte Ausbildungsgespräch, denn eine Liste ausdrucken und abheften ist noch keine Ausbildung.

Umweltbelastend sind in der Zahnarztpraxis:
- fast alle Mittel auf der Gefahrstoff-Liste (Desinfektionsmittel, Röntgenchemikalien, Reinigungsmittel usw.)
- gefüllte Amalgamabscheider-Einsätze, A-Siebe, A-Reste
- verfallene Arzneimittel
- Büromaterialien wie Druckerpatronen, Fotokopier-Chemie, Verpackungsfolien, Kleber
- verbrauchte Dinge wie Akkus, Batterien, Energiesparlampen, Leuchtstoffröhren

- jeglicher Energie-Einsatz (Strom, Gas, Öl) für den Betrieb von Geräten, Heizung usw.
- Müll
- Abwasser

Aber: Alles oben genannte hat auch einen Nutzen! Es kommt auf die sinnvolle Anwendung an.

Umweltschonend ist der sachgerechte und sparsame Einsatz von Material und Energie. Reststoffe, und wertstoffhaltiger Müll sind möglichst einer Wiederaufbereitung oder Weiterverwertung zuzuführen (Duales System, Recycling-Sammelstellen).

Wenn Müll anfällt, sind die Vorschriften der Bundesländer zu beachten. Rechtliche Grundlagen sind jedoch auch Bundes- bzw. Europagesetze. Otto Normalverbraucher kann gar nicht alle Gesetze und Verordnungen überblicken. Bei der Überarbeitung dieser Aufgabe stellte der Autor fest, dass bestimmte „Sicherheitsregeln" wieder zurückgezogen wurden. Auf eine Aufzählung aller Gesetze und Verordnungen wird daher verzichtet. Otto Normal-Zahnarzt sollte bei seiner Zahnärztekammer um Hilfe bitten und sich auf deren Hinweise verlassen.

Röntgenchemikalien, quecksilberhaltiger Müll und Bleifolien dürfen nicht in den „Restmüll" gegeben werden, sondern müssen von speziellen zugelassenen Entsorgungsfirmen übernommen werden. Reststoffe (z. B. Bleifolien, Silber-Amalgam-Stopfreste) sind aber auch Wertstoffe. In größeren Mengen können diese Stoffe auch an Reststoff-Händler verkauft werden. Wer einen großen Keller hat, kann seine Bleifolien oder Stopfreste also auch lagern, wenn er sie nicht den „Entsorgungsunternehmen" kontinuierlich abgeben will. Die Quittungen für die Übernahme müssen in einem Abfall-Nachweisbuch drei Jahre lang aufbewahrt werden.

Auch über die regelmäßige Überprüfung der Funktionstüchtigkeit des Amalgamabscheiders müssen Nachweise aufbewahrt werden (Gerätebuch).

Müllvermeidung durch Verwendung von aufzubereitenden Mehrweg-Produkten statt Einweg-Artikeln kann umweltschonend sein, doch eine Bilanz ist manchmal schwer zu berechnen. Von Fall zu Fall ist abzuwägen, ob neben dem Umweltschutz auch ein verbesserter Patientenschutz oder Arbeitsschutz durch die Verwendung von Einwegartikeln von Vorteil ist (z. B. bei Kanülen, Skalpellen).

Natürlich hat die BGW eine Informationsschrift zum Thema Abfall zu bieten: „Abfallentsorgung – Informationen zur sicheren Entsorgung von Abfällen im Gesundheitsdienst".

Es wird darauf hingewiesen, dass mit Blut und Sekreten belastete Abfälle (auch Speichelkulturen, Abstriche usw.) nach dem Bundesseuchengesetz behandelt werden müssen (getrennte Sammlung, Desinfektion), **wenn bekannt ist**, dass sie von Trägern meldepflichtiger Krankheitserreger stammen (z. B. Cholera, aktive Tuberkulose, Lepra usw.).

**Berichtsheft-Ordner:**
Konkrete Aufgaben für Azubi und Team anlässlich der Besprechung dieser Aufgabe könnten sein:

- Erstellung eines Lampenplans und Kontrolle: Wo in der Praxis kann Energie eingespart werden (durch Verwendung von Quecksilberdampf-Lampen, LEDs, Leuchtstoffröhren) oder ist schon alles auf dem neuesten Stand?
- Plan für das Regeln von Heizkörpern in der Wintersaison (bei Praxisschluss)
- Fensterdichtungen/Türdichtungen o. k.?

- Ausschalten von Geräten bei Nichtgebrauch statt „Standby-Betrieb"
- exaktes Dosieren von Materialien nach Regeln/mit Maßbechern (Gips, Alginat usw.) statt „nach Gefühl"
- Kann Wasser gespart werden und wo? (Durchflussbegrenzer, Perlatoren, WC-Spartasten)
- Stoßlüften statt Dauerlüften – kann dies systematisch in den Praxisbetrieb integriert werden?

## b) Für den Ausbildungsbetrieb geltende Regelungen des Umweltschutzes anwenden

Aus 1.6 a) folgt diese Aufgabe: Anwenden des Wissens. Das ist sehr lobenswert: Nicht nur erklären, darüber nachdenken, sondern tatsächlich handeln.

**Berichtsheft-Ordner:**
Schriftlich fixieren, dass das Wissen der Aufgabe 1.6 a) abgefragt wird, der Ausbildende bestätigt der Auszubildenden, dass sie die Regelungen der Praxis anwendet.

## c) Möglichkeiten der wirtschaftlichen und umweltschonenden Energie- und Materialanwendung nutzen

An dieser Stelle zeigt sich die Formulierungskunst derjenigen, die diese Ausbildungsverordnung in allen Details ausgefeilt haben. Wunderbar, jetzt geht es also um die Nutzung des Wissens.

**Berichtsheft-Ordner:**
Schriftstück anfertigen mit einem Protokoll eines Ausbildungs-Gespräches, dass das Wissen der Aufgaben 1.6 a) und b)

abgefragt wird. Der Ausbildende bestätigt der Auszubildenden, dass sie die Regelungen der Praxis anwendet und sparsam mit Energie und Material umgeht.

### d) Abfälle vermeiden; Stoff und Materialien einer umweltschonenden Entsorgung zuführen

**Berichtsheft-Ordner:**
Schriftstück anfertigen mit einem Protokoll eines Ausbildungs-Gespräches, dass das Wissen der Aufgaben 1.6 a, b, c) abgefragt wird; der Ausbildende bestätigt der Auszubildenden, dass sie die Regelungen der Praxis anwendet, sparsam mit Energie und Material umgeht, Abfälle vermeidet und umweltschonend entsorgt.

Natürlich könnte man auch die Auszubildende fotografieren, wie sie den gesammelten Papiermüll zum Wertstoff-Container trägt und dieses Foto ausdrucken oder ein Schriftstück anfertigen, dass man dieses Foto gerade aus Vermeidung von unnötigen Ausdrucken nicht tätigt und die Zeit für andere Ausbildungszwecke nutzt.

# 2 Durchführen von Hygienemaßnahmen

## Inhalt

### 2.1 Infektionskrankheiten

a) Übertragbare Krankheiten und deren Hauptsymptome beschreiben

b) Infektionsquellen, Infektionswege und Infektionsgefahren in der Praxis erkennen

c) Maßnahmen zur Vermeidung von Infektionen aufzeigen und entsprechende Schutzmaßnahmen, insbesondere Immunisierung, treffen

### 2.2 Maßnahmen der Arbeits- und Praxishygiene

a) Bedeutung der Hygiene für Praxis, Arbeitsplatz und eigene Person erklären

b) Arbeitsmittel für Hygienemaßnahmen unterscheiden und sachgerecht handhaben

c) Maßnahmen der Hygienekette auf der Grundlage des Hygieneplanes der Praxis durchführen

d) Hygienische Vor- und Nachbereitung von Instrumenten und Geräten durchführen

e) Kontaminierte Materialien und Abfälle erfassen, sammeln, wiederaufbereiten und entsorgen

## 2.1 Infektionskrankheiten

### a) Übertragbare Krankheiten und deren Hauptsymptome beschreiben

Was ist schlimmer: Pest oder Cholera? Über diese Frage haben sich schon viele Menschen den Kopf zerbrochen. Sehr viele Krankheiten sind übertragbar, da können nicht alle an dieser Stelle aufgezählt werden, und es macht auch keinen Sinn, die Hauptsymptome zu beschreiben, denn dazu gibt es Lehrbücher und Lexika bzw. im Zeitalter von PC und Internet Dateien mit Text und Bild.

Trotzdem ist jeder Ausbildende gehalten, seiner Auszubildenden am Beginn der Ausbildung (nach Auffassung des Verfassers am ersten Tag! Dieses Thema gehört in die Liste unter 1.1 a) deutlich zu machen, dass wir Praxisteams es mit Patienten zu tun haben, die möglicherweise Träger von ansteckenden Erkrankungen sind und dies nicht wissen oder es verschweigen. Es ist unabdingbar, dass alle Mitglieder des Praxisteams – auch die Azubis – wissen, wie aktive und passive Schutzmaßnahmen aussehen und einzuhalten sind.

Folgende „Hitliste" lebensgefährlicher Krankheiten wird daher aufgeführt und sollte im Ausbildungsgespräch unter Einsatz von Lehrbüchern/Medien erörtert werden:
- Hepatitis A, B, C
- HIV-Virusinfektion (Aids)
- Tuberkulose (antibiotikaresistente Stämme!)
- Diphterie
- Meningitis
- Enzephalitis
- „echte" Grippe
- Geschlechtskrankheiten (antibiotikaresistente Stämme!)

- Salmonellen (Dauerausscheider!)
- MRSA (Methicillin-resistenter Staphylococcus aureus)
- bzw. MRE (multipel-resistente Erreger)
- Poliomyelitis („Kinderlähmung" ist wieder auf dem Vormarsch, da nicht mehr jedes Kind geimpft wird)

Auch wenn Patienten, die an Cholera oder anderen meldepflichtigen Erkrankungen leiden, selten bei uns in die Zahnarztpraxis kommen, soll daran erinnert werden, dass Meldepflicht gegenüber der Gesundheitsbehörde/den Gesundheitsämtern besteht bei dem Krankheitsverdacht, der Erkrankung sowie dem Tod von Personen an

- Botulismus
- Cholera
- Diphtherie
- humaner spongiformer Enzephalopathie, außer familiär-hereditärer Formen
- akuter Virushepatitis
- enteropathischem hämolytisch-urämischem Syndrom (HUS)
- virusbedingtem hämorrhagischen Fieber
- Masern
- Meningokokken-Meningitis oder -Sepsis
- Milzbrand
- Poliomyelitis (als Verdacht gilt jede akute schlaffe Lähmung, außer wenn traumatisch bedingt)
- Pest
- Tollwut
- Typhus abdominalis/Paratyphus
- Influenza (Grippevirus)
- MRSA

Allerdings würde es Azubis wohl überfordern, sich mit den teils sehr selten auftretenden Krankheitsbildern näher zu befassen; wichtig ist nur, dass sie die Namen der Erkrankungen schon einmal gelesen und gehört haben und dass sie wissen: Es gibt eine Liste.

**Berichtsheft-Ordner:**
- Liste ausdrucken
- Schriftlich dokumentieren, dass ein Ausbildungsgespräch stattgefunden hat
- Azubi entscheidet sich für eine besonders beeindruckende Infektionserkrankung und beschreibt beispielhaft die Haupterkennungszeichen und Symptome unter Nennung der Literaturquelle

## b) Infektionsquellen, Infektionswege und Infektionsgefahren in der Praxis erkennen

### Infektionsquellen

In der Praxis sind grundsätzlich andere Menschen und deren Ausscheidungen oder Absonderungen (Atemluft, Tröpfchen von Speichel, Blut, Sekreten, Fäkalien) als potenzielle Infektionsquellen anzusehen. Manchmal sind diese Menschen Träger einer Erkrankung, ohne davon zu wissen, weil diese noch nicht ausgebrochen ist, oder sie verschweigen sie aus Scham oder Berechnung.

### Infektionswege

Je nach Erregertyp genügt ggf. schon das Einatmen (Grippevirus, Windpocken usw.), um eine Infektion auszulösen. Je dichter man an den Infektionsträger herankommt, desto wahrscheinlicher ist die Übertragung. Allerdings kommt es auch auf die „Anfälligkeit" desjenigen an, der vom Erreger „angegriffen" wird; ist das Immunsystem geschwächt (durch Stress/Unterkühlung/Schlafmangel/Hunger/andere Infektionen), wird die Infektion noch wahrscheinlicher. Aber es gibt folgende Erfahrung: Wenn ein Kind in der Schulklasse hustet und niest, werden nicht schlagartig alle anderen krank, aber ein paar kann „es" schon treffen.

Bei bestimmten Erkrankungen ist der Kontakt der erregerhaltigen Tröpfchen mit Haut, Schleimhaut, kleinsten Hautrissen oder Verletzungen nötig, um eine Übertragung auszulösen.

Eine Stich- oder Schnittverletzung mit einem kontaminierten Instrument (Kanüle, Bohrer, Sonde, Skalpell, Scaler usw.) birgt ein hohes Übertragungsrisiko.

„Schmier"-Infektion: Das Niesen in die Hand, das Berühren von Griffen in öffentlichen Verkehrsmitteln, Rolltreppen o. ä., das „unbewusste Fummeln" an der Nase, den Lippen, den tränenden Augen – die Hände der Menschen kommen als Überträger von Keimen an vielen Stellen in Betracht. Händehygiene ist daher eine einfache aber wirkungsvolle Vorbeugung. Sie muss in der Praxis konsequent umgesetzt werden und betrifft hier alle Griffe (an und in Schubladen, Kästen, Verpackungen), Schalter, auch Kugelschreiber und Stifte, mit denen Rezepte unterschrieben werden oder Notizen gemacht werden, ggf. die PC-Tastatur usw.

### Infektionsgefahren

bestehen dort, wo sich potenzielle Erreger konzentrieren:
- im Kühlwasser-Spraynebel: Trifft Kühlwasser oder Wasser-Spray der Spray-Pistole auf Flächen im Patientenmund, prallen kleinste Tropfen ab, vermischen sich mit dem Speichel, Gewebsteilchen sowie ggf. mit Blut und werden wieder aus dem Mund geschleudert; Absauger „verwirbeln" den Luftstrom. So gelangen potenziell belastete Tröpfen in die Raumluft.

- im Behandlungszimmer; nahe der Einheit und dem Behandlungsstuhl alle Flächen, die mit dem Kühlwasser-Spraynebel in Berührung kommen
- an allen Griffen (Lampe, ggf. Schubladen), Deckeln, Verschlüssen, Schaltern und Flächen, die der Behandler mit kontaminierten Handschuhen berührt
- im Bereich des Speibeckens (zumal, wenn der Patient mit betäubten Lippen nicht richtig trifft)
- beim Waschbecken, an dem getragene Prothesen, Abdrücke usw. abgespült werden
- beim Abfalleimer
- in der Absauganlage
- im Sanitärbereich der Praxis (WC, Waschbecken)
- auf dem Fußboden
- in allen „Ritzen", die einer Wischdesinfektion nicht zugänglich sind

Infektionsgefahren lassen sich durch eine gute Planung der Einrichtung mit glatten, gut wischbaren Flächen (Hohlkehlen, abgerundete Kanten) minimieren. Offen „herumstehende" Fläschchen, Behälter, Geräte und Instrumente sollten auf die zwingend notwendige Menge reduziert werden; alles andere sollte in Schubladen und Schränken verstaut sein.

Der Hygieneplan und der Hygieneleitfaden des Deutschen Arbeitskreises für Hygiene in der Zahnarztpraxis bieten genug Anhaltspunkte für die Einschränkung der Infektionsgefahr.

**Berichtsheft-Ordner:**
- Liste von möglichen Infektionsbereichen ausdrucken.
- Azubi entscheidet sich für eine Stelle besonderer Infektionsgefährdung und beschreibt beispielhaft, wie man dieser Gefahr begegnet und Gegenmaßnahmen ergreifen kann.

- Azubi zeichnet einen Behandlungsraum und kennzeichnet Stellen, an denen eine besondere Kontaminierungsgefahr besteht.
- Schriftlich dokumentieren, dass ein Ausbildungsgespräch stattgefunden hat.

## c) Maßnahmen zur Vermeidung von Infektionen aufzeigen und entsprechende Schutzmaßnahmen, insbesondere Immunisierung, treffen

**Impfungen** schützen nicht vor dem Eindringen eines Erregers, sondern ermöglichen dem Körper, sich dank seines Immunsystems gegen den Erreger erfolgreich zu wehren; ggf. läuft so ein Abwehrkampf unbemerkt ab.

Die jährlich wieder neu aufflammende Diskussion über die Sinnhaftigkeit der Grippeschutzimpfung muss jeder für sich selbst zu einem Schluss bringen. Wer Zweifel hat, kann sich über Impfstoff, Impfungen und Nebenwirkungen beim Betriebsarzt, im Gesundheitsamt, der BGW oder einem Hausarzt informieren. Das Gleiche gilt für weniger berufsbedingte Infektionen wie Polio, Röteln, Tetanus, Zecken-Meningitis usw.

Die Hepatitis B gilt nach wie vor als „Berufserkrankung" des medizinischen Personals, denn dem Virus genügen kleinste Eintrittspforten (kleine Hautwunden, gereizte Bindehaut usw.), und selbst für das menschliche Auge kaum sichtbare Blutströpfchen können die für eine Infektion ausreichende Menge an Viren transportieren. Sogar im Speichel infizierter Patienten wurden aktive Viren gefunden. Die Hepatitis ist eine sehr gefährliche Erkrankung, die zur Leberzirrhose mit allen lebensgefährlichen Begleiterscheinungen und schließlich zum

Tode führen kann. Daher ist eine Impfung gegen den Erreger der Hepatitis B unbedingt angezeigt.

Guten Gewissens kann kein Arbeitgeber Personal ohne Impfschutz in infektionsgefährdeten Bereichen (Behandlungsassistenz/Instrumentenaufbereitung) der Praxis arbeiten lassen. Selbst wenn die Mitarbeiter ihre Weigerung, sich impfen zu lassen, schriftlich dokumentieren, bleibt (nach Ansicht des Verfassers) eine gewisse moralische Verantwortung bei dem Praxischef; ob beim „Fehlen" einer Impfung im Falle einer Infektion der Arbeitgeber zur Zahlung der Berufsunfähigkeitsrente „verdonnert" wird, weil er mit der Beschäftigung „fahrlässig" gehandelt hat, dies kann der Verfasser an dieser Stelle auch nicht klären.

Nicht in allen Ländern der Welt gibt es ein durchorganisierten Gesundheitswesen mit Reihen- und Vorsorgeuntersuchungen sowie Impfprogrammen vom Neugeboren, über die Schuluntersuchungen bis ins Erwachsenenalter. Die weltweite Mobilität mit dem Flugzeug und die vielen Reisenden können bei uns in Deutschland „ausgestorbene" (seltene) Erkrankungen wieder ansteigen lassen. Tuberkulose und Diphterie galten als nicht mehr existent; nun werden aber wieder steigende Fallzahlen in Deutschland beobachtet.

Insofern sollte jeder, der in einem Beruf arbeitet, bei dem der Kontakt zu anderen Menschen sehr eng ist, überlegen, ob er auf möglichen Impfschutz verzichten kann.

Impfschutz allein darf aber nicht zur Nachlässigkeit führen. Gegen HIV und Hepatitis-C-Viren kann nicht geimpft werden. Hier helfen nur die passiven Schutzmaßnahmen, um Eintrittspforten zu verschließen:

- Schutzbrille
- Mund-Nasen-Schutz
- Handschuhe zur Behandlung/Assistenz
- Besondere dickere durchstichsichere Handschuhe zur Aufbereitung von Medizinprodukten
- Schutzkleidung
- Pinzetten/Kornzange zum indirekten Greifen von kontaminierten Dingen

**Berichtsheft-Ordner:**
- Liste von möglichen Schutzmaßnahmen ausdrucken
- Zeichnung vom Steri-Raum anfertigen und die Begriffe „reine" und „unreine Seite" erläutern
- schriftlich dokumentieren, dass ein Ausbildungsgespräch stattgefunden hat
- Azubi beschreibt, wo in der Ausbildungspraxis Informationsmaterial, Checklisten und Arbeitsanweisungen zur Verfügung stehen und wann und wie oft im Team darüber aufgeklärt oder belehrt wird.

## 2.2 Maßnahmen der Arbeits- und Praxishygiene

### a) Bedeutung der Hygiene für Praxis, Arbeitsplatz und eigene Person erklären

Die Bedeutung erklären – Hygiene hat eine große Bedeutung. Es geht auch um Vertrauen und sich verlassen können. Denn Checklisten lassen sich schnell abhaken, Unterschriften bedeuten nicht alles. Naja, versuchen wir uns mal an der Aufgabe. Nachdem die Azubis schon unter 2.1 mit dem DGHZ-Hygieneleitfaden und den RKI-Richtlinien in Kontakt gekommen sind, sollte die Aufgabe a) eigentlich mithilfe von vorhandenen Arbeitsanweisungen, Richtlinien, Hygiene-Plänen, Checklisten usw. zu lösen sein. Wiederholungen können nicht schaden; im Gegenteil, sie üben ein und können ggf. auch einen neuen Blickwinkel ergeben. Deswegen nachfolgend noch ein paar Sondergedanken: Hygiene = (griechisch) Gesundheitslehre, Gesundheitsfürsorge.

Das Wissen um die Existenz von Krankheitserregern soll keineswegs zu einer Panik führen. Personen, die sich alltäglich permanent mit Schutzbrillen, Mund-Nasen-Schutz, Handschuhen, Sprüh- und Wischdesinfektionsmitteln zu schützen suchen, übertreiben und riskieren sogar Allergiebildungen. Panik und daraus resultierender Stress können das Immunsystem belasten, den Körper schwächen und besonders gute „Eintrittsbedingungen" für Erreger schaffen.

Es ist bekannt, dass Allergien und autoimmunologische Reaktionen besonders bei Kindern in „Wohlstandsländern" auftreten, während sie in „Entwicklungsländern" äußerst selten zu beobachten sind.

In der Öffentlichkeit (z. B. im Gedränge von Bus und Bahn) kommen wir fremden Menschen sehr nahe. In Gaststätten verlassen wir uns darauf, dass Gläser, Tassen und Besteck mit Wasser und Spülmittel ausreichend gereinigt wurden (obwohl sie vielleicht vorher ein Gast mit Parodontitis und „Zahnfleischbluten" nutzte).

## Praxis und Arbeitsplatz

Was unterscheidet eine Zahnarztpraxis von anderen öffentlichen Orten? Was ist der Unterschied zwischen Zahnarzt-Behandlungs-Stuhl und Sitz in der U-Bahn? Was unterscheidet Messer und Gabel von Spiegel, Sonde und Pinzette?

Es gibt in der Zahnarztpraxis Untersuchungen und Beratungen, die völlig unblutig verlaufen und sich in den Hygieneanforderungen eigentlich nicht von einem Restaurantbesuch unterscheiden. Aber es gibt eben auch Zahnstein-Entfernungen, einfache und operative Zahnextraktionen, PAR-Behandlungen, Abszess-Eröffnungen; es gibt gesunde Patienten wie auch solche mit ansteckenden Erkrankungen, bei deren Behandlung ein Spraynebel Keime aus der Mundhöhle in die Umgebung verschleppt und somit Flächen, Schubladengriffe, PC-Tastatur, Telefonoberfläche u. ä. nahe liegende Gegenstände kontaminiert werden. Es muss in der Zahnarztpraxis eine konsequente hygienische Arbeitssystematik geben, denn es ist unmöglich, zwischen „Keim tragenden Patienten" und Gesunden zu unterscheiden. Stets gleiches Handeln schafft Sicherheit durch Routine.

Jeder Patient (auch eine ZFA oder ein Zahnarzt sind manchmal Patienten) hat Anspruch darauf, dass er in einem sauberen, desinfizierten Umfeld behandelt wird und kein Teammitglied Keime eines anderen Patienten von Schubladengriffen, Lampengriffen oder kontaminierten Flächen aufnimmt. Jeder Patient hat

Anspruch darauf, nur mit einwandfrei aufbereiteten Instrumenten und Medizinprodukten in Berührung zu kommen.

Das Hygienesystem kann heutzutage durch Dokumentationsvorschriften und Checklisten sicherer sein; dumm sind diese Pflichten, wenn sie unnötig Zeit kosten und Handlungen dokumentieren, die immer wieder gleich ausgeführt werden und „in Fleisch und Blut" übergegangen sind; denn eigentlich ist Hygiene auch eine Frage der Moral und des „gesunden Menschenverstandes". Ein „dokumentiert" steriles Instrument ist eben nicht mehr steril, wenn es (vom Patienten unbemerkt) auf eine unsterile kontaminierte Fläche fiel. Unmoralisch und böse handelt der, der dieses Instrument trotzdem benutzt, weil er die „dokumentierte Sterilität" vorweisen kann und die Kontaminierung unbemerkt blieb. Jenseits aller Dokumentationspflichten, Papiere, Stempel, Unterschriften gilt: Handele moralisch einwandfrei!

## Zur eigenen Person

Die persönliche Hygiene schützt jeden unmittelbar selbst und mittelbar andere Menschen. Schmuck an Händen und Unterarmen ist schnell kontaminiert – und diesen verkeimten Schmuck trägt man dann in die häusliche Umgebung. Außerdem lässt sich die Hautfläche unter dem Schmuck nicht korrekt reinigen und desinfizieren, und wenn man einen Handschuh darüber zieht, entsteht ein wunderbar feucht-warmes Wachstumsmilieu für Keime. Wenn dann durch den Schmuck ein Loch im Handschuh entsteht, mag ein jeder sich ausmalen, was alles passieren kann.

Lange Fingernägel und Lacke auf den Nägeln, die splittern, sich abheben und minimale Schlupfwinkel bilden, behindern ebenfalls die vorschriftsmäßige Händehygiene. Hochgebundene zusammengesteckte Haare „sammeln" nicht so viel Aerosol und verkeimte Luft wie „offene Mähnen".

**Berichtsheft-Ordner:**
Azubi soll schriftlich niederlegen:
- Wo befindet sich in der Praxis der Hygieneplan?
- Wann wird er in einer Teamsitzung besprochen, aktualisiert, wann wird dazu belehrt?
- Unterschied zwischen hygienischer und chirurgischer Händedesinfektion beschreiben
- Unterschied zwischen Arbeitskleidung und Schutzkleidung beschreiben
- Risikobewertung der Instrumente im Zuge der Aufbereitung von Medizinprodukten nennen

## b) Arbeitsmittel für Hygienemaßnahmen unterscheiden und sachgerecht handhaben

Ist ja auch wirklich nicht so einfach, sinnvolle Aufgaben für das Berichtsheft zu formulieren. Also, Auszubildende sollen Arbeitsmittel unterscheiden und handhaben (und der Ausbilder soll die Richtigkeit der Unterscheidung kontrollieren und im Berichtsheft nachweisen). Die Aufgabe beschert dem Ausbilder eine gewisse Freiheit, oder?

In den **Berichtsheft-Ordner** könnte ein Schriftstück wie Folgendes eingeheftet werden:

„Am Mittwoch, dem ... wurde ein Ausbildungsgespräch zur Unterscheidung und sachgerechten Handhabung von Arbeitsmitteln geführt; insbesondere wurden anhand von Arbeits- und Gebrauchsanweisungen besprochen:
- RDG (Reinigungs- und Desinfektionsgerät)
- Ultraschall-Reinigungswanne
- B-Klasse-Autoklav
- Turbinen- und Winkelstück-Pflegegerät

- Steribeutel-Siegelgerät
- usw.

Und weiter bei Bedarf: Der Azubi erstellt folgende kurze schriftliche Darstellungen mit den Titeln (nach Belieben auswählen, ggf. streichen oder erweitern):
- Unterschied zwischen Desinfektion und Sterilisation
- Vor- und Nachteile von Wisch- bzw. Sprühdesinfektion
- Einsatz von Prüfkörpern und Indikatoren bei der Aufbereitung
- Darstellung von Lagerfristen für unterschiedliche Arten der sterilen Aufbewahrung
- Was ist zu tun, wenn ein MRE-Patient aus dem Pflegeheim in der Zahnarztpraxis behandelt wird?
- Wie teuer ist die Reparatur eines Arbeitsmittels für Hygienemaßnahmen bei unsachgerechter Handhabung? (nicht ganz ernst gemeinter Vorschlag und nur für sehr fortgeschrittene Azubis)

## c) Maßnahmen der Hygienekette auf der Grundlage des Hygieneplanes der Praxis durchführen

Schon wieder Maßnahmen durchführen. Wird gemacht. Aber wie beschreiben bzw. nachweisen?

Der gültige Hygieneplan ist bekannt ...

Im **Berichtsheft-Ordner** könnte stehen:
„Der Ausbilder/die Ausbildende kontrolliert am ... die Durchführung von hygienischen Maßnahmen der Auszubildenden während der Aufbereitung

- des Behandlungsplatzes
- der Endo-Instrumente
- von Extraktionszangen, Nadelhaltern und Scheren
- Übertragungsinstrumenten
- usw.

Die Auszubildende beherrscht die Arbeitsschritte des Hygieneplans und kann diese auf Nachfrage erläutern."

Datum, Unterschrift

## d) Hygienische Vor- und Nachbereitung von Instrumenten und Geräten durchführen

Siehe auch 2.2 c)

Im **Berichtsheft-Ordner** könnte stehen:
„Der Ausbilder/die Ausbildende kontrolliert am .... die Durchführung von hygienischer Vor- und Nachbereitung von Instrumenten und Geräten durch die Auszubildende, insbesondere im Zusammenhang mit folgenden Behandlungsfällen
- Kunststoff-Füllung
- Extraktion
- Abdrucknahme
- usw.

Die Auszubildende beherrscht die Vor- und Nachbereitung und kann diese auf Nachfrage erläutern."

Datum, Unterschrift

## e) Kontaminierte Materialien und Abfälle erfassen, sammeln, wiederaufbereiten und entsorgen

Ja, ja. Wichtig, wichtig. Umweltschutz kommt immer gut. Aber erfassen und sammeln reicht nicht. Es fehlt der Hinweis auf das Trennen von Abfällen.

Vorschlag für den **Berichtsheft-Ordner:**
Schriftstück/(Vordruck? für wiederkehrende Kontrollen) mit Datum und Unterschriften von Azubi und Ausbilder

„Am … wurde vom Ausbilder/von der Ausbildenden überprüft, ob kontaminierte Materialien und Abfälle richtig erfasst, getrennt, gesammelt, wiederaufbereitet und/oder entsorgt wurden, z. B. Servietten, Tupfer, blutige und speichelkontaminierte Watterollen, Alginatabdruckreste, Skalpelle, Kanülen, Nadel-Faden-Kombinationen, Amalgamreste, extrahierte Zähne mit und ohne Amalgam. Die Auszubildende hat zufriedenstellend gehandelt und ihre Arbeiten richtig kommentiert. Auch seltener auftretende Arbeiten wie die Amalgamabscheider-Wartung und die Überprüfung von Medikamenten-Vorräten konnte sie richtig erklären."

# 3 Arbeitsorganisation, Qualitätsmanagement

## Inhalt

**3.1 Arbeiten im Team**

a) Sich in das zahnärztliche Team integrieren, mit Mitarbeitern kooperieren und eigenverantwortlich handeln

## 3.1 Arbeiten im Team

### a) Sich in das zahnärztliche Team integrieren, mit Mitarbeitern kooperieren und eigenverantwortlich handeln

Der unbefangene Leser dieser Aufgabe schüttelt den Kopf, wenn er vor dieser sehr allgemein formulierten Aufgabe steht. Zur Erklärung: Die Formulierungskommission hat die bildungspolitische Aufgabe bekommen, alle Berufe mit dreijähriger Ausbildung ähnlich zu behandeln. In allen diesen Berufen sollen Energie gespart, Abfall getrennt und recycelt und soziologisch-pädagogisch integriert, kooperiert und eigenverantwortlich gehandelt werden. Bei Tischlern und Elektrikern steht das sicher auch so.

In der Aufgabe ist eigenverantwortliches Handeln konkret angesprochen. Ausbilder und Azubi können diese Aufforderung aufnehmen. Wer will, kann z. B. ein Rollenspiel für das Team vorschlagen (Achtung, ist in der Regel nicht sehr beliebt). Nun ja, der Leser dieser Zeilen erhofft sich Tipps für die Ausbildung, und die Aufgabe steht unter der Überschrift „Arbeiten im Team". Es folgen Vorschläge für kleine schriftliche Aufsätze/Stichwort-Zettel, die in den

**Berichtsheft-Ordner** abgeheftet werden können:
- Was tun, wenn auffällt, dass Material nicht nachbestellt wurde?
- Wie bereitet man eine Teamsitzung vor?
- Wie sollte man als Auszubildender vorgehen, wenn man ein Problem im Arbeitsablauf erkennt und dieses mit maßvoller Kritik vorbringen möchte?

- Eigenverantwortlich handeln: Wo finden sich Richtlinien zur Delegation zahnärztlicher Tätigkeiten und Leistungen an ZFAs und welche Tätigkeiten und Leistungen werden in der Ausbildungspraxis an wen delegiert?
- Wenn man sich über eine ungerechte Behandlung im Team beschweren möchte, wie sollte man vorgehen?

# 4 Kommunikation, Information und Datenschutz

## Inhalt

**4.1 Kommunikationsformen und -methoden**
- a) Verbale und nonverbale Kommunikationsformen anwenden
- b) Gespräche personenorientiert und situationsgerecht führen

**4.2 Verhalten in Konfliktsituationen**
- b) Konfliktsituationen erkennen und einschätzen

**4.3 Informations- und Kommunikationssysteme**
- a) Möglichkeiten der elektronischen Datenerfassung, -verarbeitung und des Datenaustausches nutzen

**4.4 Datenschutz und Datensicherheit**
- a) Vorschriften und Regelungen zum Datenschutz im internen Praxisablauf und bei externen Kontakten anwenden

## 4.1 Kommunikationsformen und -methoden

### a) Verbale und nonverbale Kommunikationsformen anwenden

Wer hat diese Aufgabe formuliert? Geht es nur um die „Anwendung"? Soll sich der Ausbildende mit der Auszubildenden in Zeichensprache unterhalten, sollen die beiden sich Briefe schreiben, morsen?

Vorschlag für den **Berichtsheft-Ordner**:
„Am ... wurde ein Ausbildungsgespräch über die Anwendung verbaler und nonverbaler Kommunikationsformen geführt".

Stichworte für das Gespräch:
- Definition „Kommunikation": Sender sendet Nachricht an Empfänger, Empfänger sendet ggf. Antwort
- Definition „verbale Kommunikation"
- Definition „nonverbale Kommunikation"
- Gesprächsziel, -umfeld, -zeit
- Kommunikationswege (direktes Gespräch/Telefon/SMS/E-Mail/Brief/Gesten/Körperhaltung)
- Merksatz: „Einen ersten Eindruck kann man nicht wiederholen."
- Bedeutung des Lächelns
- Höflichkeitsformen, Anreden

Besonders eifrige und begabte Azubis können diese Aufgabe natürlich schriftlich ausarbeiten, indem sie Beispiele der Kommunikation geben, besonders gelungene Formulierungen zitieren und die Körperhaltung dazu beschreiben:

- mit ängstlichen Patienten über eine Injektion reden
- einem Patienten, der sich über abgeplatzte Keramik an neuer Krone beschwert, einen Termin anbieten und ihn beruhigen
- Kollegengespräch: Es fehlt Geld in der Praxiskasse; wie ist das Problem zu lösen?
- Welcher Satz ist besser: „Da haben Sie mich missverstanden" oder „Da habe ich mich wohl missverständlich ausgedrückt"?
- usw.

## b) Gespräche personenorientiert und situationsgerecht führen

Genau das ist die Kunst. Und sie wird noch nicht einmal von jedem Zahnarzt mit 30-jähriger Berufserfahrung perfekt beherrscht. Zeiten und Verhaltensweisen ändern sich, Fehler zu machen ist menschlich und es ist möglich, aus Fehlern zu lernen.

Sollen nun Rollenspiele stattfinden? Oder wie ist das „Gespräche führen" gedacht?

- Gespräch mit Eltern eines ängstlichen Kindes
- Gespräch mit unzufriedenem Patienten (lange Wartezeit)
- Motivationsgespräch zu besserer Mundhygiene
- usw.

In den **Berichtsheft-Ordner:**
„In einem Ausbildungsgespräch wurden typische Gesprächssituationen, die die Auszubildende am Telefon oder im Behandlungszimmer erlebt hat, und in denen sie selbst das Gespräch geführt hat, noch einmal wiederholt und analysiert: Was ist gut gelaufen, welche Formulierung hat sich bewährt, hätte man etwas besser machen können. Folgende Situationen haben stattgefunden …"

## 4.2 Verhalten in Konfliktsituationen

### b) Konfliktsituationen erkennen und einschätzen

Gute Idee! Falls gerade keine Konfliktsituation zu erkennen und einzuschätzen ist, vielleicht einmal jemanden in nächster Nähe anpöbeln? Schlechte Laune zeigen? Rollenspiel oder blutiger Ernst?

Der Autor weiß auch nicht, was hier ins Berichtsheft geschrieben werden soll.

## 4.3 Informations- und Kommunikationssysteme

### a) Möglichkeiten der elektronischen Datenerfassung, -verarbeitung und des Datenaustausches nutzen

- Datenerfassung: Kartenlesegerät, PC-Tastatur, Scanner, digitale Kamera, digitales Röntgen
- Datenverarbeitung: PC plus Software
- Datenaustausch: Internet, E-Mail, externe Festplatte, Datenstick, CD, DVD, (veraltet: Diskette)
- Datenschutz: Was weiß die Auszubildende vom Datenschutz?

In den **Berichtsheft-Ordner:**
Die Auszubildende legt eine Liste über die „Hardware" der Praxis an und dokumentiert, welche Geräte sie „nutzt" und welche Daten nicht ohne Erlaubnis transferiert werden dürfen.

Sie benennt, was sie noch lernen muss.

## 4.4 Datenschutz und Datensicherheit

a) **Vorschriften und Regelungen zum Datenschutz im internen Praxisablauf und bei externen Kontakten anwenden**

Zur Schweigepflicht vergleiche auch Punkt 1.3 b).

Der Datenschutz darf nicht auf die leichte Schulter genommen werden. In jedem Bundesland gibt es Datenschutzgesetze; Unwissenheit oder Leichtsinn schützt bei Nichtbeachtung der Gesetze nicht vor Strafe. Schadensersatzansprüche können finanziell belasten!

Auch die Zahnärztekammern bieten Hinweise zum Datenschutz an; diese befinden sich ggf. im praxiseigenen QM-System.

Karteikarten, PC-Bildschirme, Röntgenbilder, digitale Datenspeicher, Gipsmodelle mit Patientennamen und Zahnersatz usw. – all diese Informationsträger dürfen nicht so aufbewahrt werden, dass andere, nicht zum Praxisteam gehörige Personen, an diese Informationen gelangen oder sie sogar entwenden können.

Schriftliche oder telefonische Auskünfte über Patienten dürfen nur mit Einwilligung der Patienten gegeben werden, es sei denn, es handelt sich um meldepflichtige Erkrankungen oder Straftatbestände (z. B. bei Verdacht auf Kindesmisshandlung). Wie in diesen Ausnahmefällen zu verfahren ist, sollten Azubis und ZFAs mit dem Teamchef absprechen.

**Typische Fehlerquelle in der Praxis: das Telefon!**
Ein unbekannter Anrufer gibt sich als Verwandter, als Hausarzt o. ä. aus und verlangt Information zur Behandlung, zum Gesundheitszustand usw.; es könnte der Arbeitgeber, ein Ver-

sicherungsangestellter oder sonst wer sein! Name des Anrufers notieren, Anschrift und Telefonnummer erfragen, Rückruf anbieten (schriftliche Genehmigung des Patienten einholen, ggf. per Fax).

Der psychologische Druck steigt, wenn der Anrufer behauptet, er sei Krankenhausarzt, der Patient befinde sich auf der Intensivstation, könne nicht reden und die Infos müssten sofort fließen. In diesem Fall den Teamchef fragen; soll der entscheiden, ob Zeit für eine Recherche bleibt, ob es das angegebene Krankenhaus gibt, die Telefonnummer stimmt und der Arzt echt ist.

**Datenschutz heißt auch Schutz vor Verlust** bei Defekten von Hard- oder Software: Daher sind Daten durch Kopien auf Datenträgern zu sichern, die gesondert gelagert werden müssen, damit sie bei Brand, Wasserschäden oder Diebstahl eben nicht verloren gehen.

Das Postgeheimnis muss gewahrt bleiben. Der Teamchef legt fest, wer welche Post öffnen darf. Eine schriftliche Festlegung, wer welche Dateikonten pflegen darf und wer Codes oder Kennworte kennen darf, erleichtert die Übersicht in großen Praxen. Auch muss der Umgang mit dem Fax thematisiert werden; das Fax hat keinen Briefumschlag, niemand weiß, wer am Ende den Text liest.

In den **Berichtsheft-Ordner:**
Folgende schriftliche Vereinbarung und Arbeitsanweisungen gibt es in der Praxis zum Datenschutz: (Liste)

„Auszubildende und Ausbilder führen am ... ein Gespräch zu den Aufgaben 4.4 a–d."

(Unterschriften)

# 5 Patientenbetreuung

## Inhalt

a) Auf die Situation und Verhaltensweise des Patienten eingehen

b) Patienten unter Berücksichtigung ihrer Erwartungen und Wünsche vor, während und nach der Behandlung betreuen

## a) Auf die Situation und Verhaltensweise des Patienten eingehen

Endlich! Eine Aufgabe, die ganz deutlich Bezug zum Dienstleistungsberuf ZFA hat. Welche Praxis würde überleben, wenn sich Zahnarzt und Mitarbeiter nicht auf die Situation des Patienten einstellen würden?

Kann man Einfühlungsvermögen (neudeutsch: Empathie) lernen? Im Internet gibt es eine Vielzahl von Tests, mit denen es möglich sein soll, die eigene Empathie zu messen. Ob es eine angeborene oder trainierbare Fähigkeit ist, darüber streiten sich die Experten. „Einsicht ist der erste Schritt zu Besserung", heißt ein altes Sprichwort. Gewinnen wir also Einsichten, indem wir uns vorstellen, wie die Situation des Patienten ist:

Sie ist geprägt von leichter Unsicherheit („Ich bin kein Experte, ich weiß nicht, ob ich gesunde oder kranke Zähne habe.") oder Angst bis hin zur Panik („Letztes Mal, als mir ein Stück Zahn abbrach, tat die Behandlung extrem weh, weil die Spritze nicht wirkte").

Schlechte Erfahrungen aus der Kindheit (unsensibler Vorbehandler, „Festhalten", mechanische Mundsperre, blamierende Vorhaltungen, falsche Versprechungen: „Tut gar nicht weh, ist gleich vorbei") können die Erwartungen zusätzlich negativ verstärken. Die wenigsten Patienten kommen ganz gelassen zum Zahnarzt, denn die Mundhöhle gehört zur Intimsphäre und es bedarf tiefen Vertrauens, andere in dieser Sphäre handeln zu lassen.

Dies sollten sich die Teammitglieder vor Augen halten: Was ist das für ein (neuer) Patient, der uns da gegenübertritt? Wie kann ich ihn einschätzen, kennenlernen?

Auch dazu gibt es viele psychologische Ratgeber, die an dem Verhalten, der verbalen und nonverbalen Kommunikation und weiteren Merkmalen (z. B. der Kleidung) schnell ein Urteil fällen und eine Einteilung vornehmen:
- der schüchterne Typ
- der arrogante Typ
- der aggressive Typ
- usw.

Ob man derartige Ratgeber auswendig lernen sollte, muss jeder selbst entscheiden. Der „normale Menschenverstand" macht deutlich, dass es ganz unterschiedliche Situationen gibt, in denen sich Menschen befinden:
- altersbedingt: Kind, Jugendlicher, alter, gebrechlicher Mensch
- krank, gesund, top fit, schwanger, froh, traurig, körperlich oder geistig behindert
- in sozialer Umbruchphase (Scheidung/Arbeitslosigkeit/Renteneintritt)
- Ausländer/Immigrant mit wenig Deutschkenntnissen
- „Workaholic", gestresster scheinbar unabkömmlicher Wichtigtuer

All diese Situationen und Lebensbedingungen sollten berücksichtigt werden, wenn man einem anderen Menschen verständnisvoll und einfühlsam begegnen will. Ein ellenlanger Fragebogen/Anamnesebogen/Psycho-Test für jeden Patienten schießt über das Ziel hinaus. Aber: Falls man den Verdacht hat, „bei dem stimmt was nicht", sollten die Teammitglieder ihre Beobachtungen austauschen. Der Zahnarzt kann dann entscheiden, ob ein spezieller Testbogen (z. B. Life-balance-Test) eingesetzt wird.

Einfühlungsvermögen und Verständnis sind gute Voraussetzungen – ausnutzen lassen sollten die Teammitglieder sich allerdings auch nicht; wenn Patienten rüpelhafte Verhaltensweisen und einen unhöflichen Ton an den Tag legen und dies damit entschuldigen, sie seien so gestresst von der Zahnarztangst, sollte im Teamgespräch erörtert werden, wie man diesem Patienten zukünftig begegnet.

Azubis können aus der Erfahrung lernen, manche Sätze bewähren sich im Alltag und bei dem Klientel einer Praxis. Wichtig ist es, dem Patienten gegenüber Ruhe und einen sachlichen Tonfall zu bewahren. Folgende Beispiele lassen sich nach den Erfahrung aus der Praxis um weitere Sätze erweitern:

- „Ich habe den Eindruck, dass Sie Angst haben/von der Behandlungssituation gestresst sind; stimmt das? Wie kann ich Ihnen bei der Bewältigung helfen?"
- „Habe ich das richtig verstanden? Sie können nur nachmittags kommen, weil dann ihre Kreislaufmedikamente richtig wirken?"
- „Ich habe verstanden, dass Sie beruflich sehr angespannt sind und nur zu besonderen Zeiten hier sein können. Normalerweise haben wir dann aber gar nicht geöffnet. Ich muss den Chef fragen, zu welchen Bedingungen er bereit ist, Ausnahmen zu machen."

**Berichtsheft-Ordner:**
Ein Ausbildungsgespräch zum Thema „wie Patienten sich in der Zahnarztpraxis fühlen und verhalten und wie das Praxisteam darauf eingehen kann" wurde geführt (Stichworte oder nach Belieben Aufsätze anfügen).

## b) Patienten unter Berücksichtigung ihrer Erwartungen und Wünsche vor, während und nach der Behandlung betreuen

**Typische Erwartung:**

Vor der Behandlung: Sofort ein Termin nach Wahl des Patienten.
Während der Behandlung: Weich liegen/sitzen, schnell und schmerzlos fertig werden
Nach der Behandlung: Füllung hält ewig, keine Zusatzkosten, sieht schöner aus als der natürliche Zahn vorher.

Unter 5 a) wurden schon eine Menge Aspekte aufgeführt, die bei der Betreuung von Patienten und deren Erwartungen und Wünschen berücksichtigt werden sollten. Das Miteinander von Menschen verlangt Kompromisse. Es gibt aber auch folgenden Merksatz: „Der Klügere gibt nach, bis er der Dümmere ist."

**Berichtsheft-Ordner:**
In einem Ausbildungsgespräch wurden typische Patientenerwartungen und Wünsche vor, während und nach einer Behandlung erörtert und Beispiele einer Betreuung genannt.

Insbesondere wurden folgende Patientengruppen genannt:
- Kinder
- Schwangere
- chronisch Kranke
- psychisch Kranke
- Patienten mit besonderem Unterstützungsbedarf (Rollstuhl, Lähmungen, Sinneseinschränkungen)
- Demente
- Patienten mit multiplen Diagnosen (Multimorbidität)

# 6 Grundlagen der Prophylaxe

## Inhalt

a) Ursachen und Entstehung von Karies und Parodontalerkrankungen erläutern

# 72 Grundlagen der Prophylaxe

## a) Ursachen und Entstehung von Karies und Parodontalerkrankungen erläutern

Der Begriff „erläutern" deutet darauf hin, dass die Auszubildende in dieser Phase der Ausbildung keine Abschriften aus den Lehrmitteln liefern soll, sondern eher den Stand ihrer Kenntnisse an einen Laien (einen Patienten) im Gespräch vermitteln soll.

Gemäß der Kommunikationstheorie muss der Empfänger die Nachricht verstehen können. Der jugendlichen Patient muss also andere Informationen erhalten als der Biologie-Professor.

Eifrige Auszubildende schreiben daher für den **Berichtsheft-Ordner** verschiedene Versionen nieder und üben die Gespräche in Rollenspielen mit einer erfahrenen ZFA-Kollegin.

Ansonsten könnte auch zwei **Gesprächs-Checklisten A „Karies"** und B **„Parodontalerkrankungen"** mit jeweiligen Stichworten erstellt und abgeheftet werden.

Stichwortlisten (unvollständig; siehe Lehr- und Fachbücher sowie Berufsschul-Unterlagen):
- Bakterien, Kohlenhydrate, Zucker, Plaque, Biofilm, Zeit, Säure, Zahnhartsubstanz, Mineralstoffe, Fluorid, Säurelöslichkeit
- Anatomie, Zahnzwischenraum, Zahnhalteapparat, Zahn-Fehlstellungen, pathologische Taschen, spezifische Keime, Entzündungszeichen
- usw.

Außerdem können die praxisüblichen schriftlichen Patienten-Infos abgeheftet werden.

# 7 Durchführen begleitender Maßnahmen bei der Diagnostik und Therapie unter Anleitung und Aufsicht des Zahnarztes

## Inhalt

### 7.1 Assistenz bei der zahnärztlichen Behandlung

a) Gebräuchliche Fachbezeichnungen und Abkürzungen der zahnmedizinischen Terminologie sowie des Abrechnungswesens anwenden

b) Untersuchung und Behandlung vorbereiten; bei der Befundaufnahme und diagnostischen Maßnahmen mitwirken

c) Bei konservierenden und chirurgischen Behandlungsmaßnahmen assistieren, insbesondere Arzneimittel, Werkstoffe und Materialien vorbereiten und verarbeiten, Instrumente handhaben, instrumentieren und Behandlungsabläufe dokumentieren

## 7.1 Assistenz bei der zahnärztlichen Behandlung

### a) Gebräuchliche Fachbezeichnungen und Abkürzungen der zahnmedizinischen Terminologie sowie des Abrechnungswesens anwenden

Das Wort „anwenden" setzt voraus, dass die Bezeichnungen und Abkürzungen bereits bekannt sind. Da kontinuierlich während der gesamten Ausbildung immer mehr Begriffe zusammenkommen, sollte eine Art Vokabelheft geführt werden, in das neu aufgetauchte Begriffe mit Erklärungen kontinuierlich eingetragen werden.

**Berichtsheft-Ordner:**
„Der Ausbilder hat sich von dem Stand der Anwendung üblicher Fachbegriffe und Abkürzungen überzeugt und ist zufrieden/nicht zufrieden. Defizite bestehen noch in den Bereichen ..."

### b) Untersuchung und Behandlung vorbereiten; bei der Befundaufnahme und diagnostischen Maßnahmen mitwirken

**Berichtsheft-Ordner:**
- Befundbeispiel mit üblichen Kürzeln Flächenbezeichnungen und Erklärungen
- Liste von Diagnostikgeräten, -instrumenten, -mitteln
- Kopie der in der Praxis üblichen Arbeitsanweisungen/Aufdecklisten in Bezug auf Befundung 01 und PAR oder CMD, Unfall oder Röntgen usw.
- Erklärung von Indizes (z. B. PSI, PAR)

- PAR-Befundbogen-Beispiel
- dem Röntgen vorausgehende Fragen an Patienten auflisten

c) **Bei konservierenden und chirurgischen Behandlungsmaßnahmen assistieren, insbesondere Arzneimittel, Werkstoffe und Materialien vorbereiten und verarbeiten, Instrumente handhaben, instrumentieren und Behandlungsabläufe dokumentieren**

**Berichtsheft-Ordner:**
- Arbeitsanweisungen und Aufdecklisten für KONS und CHIR
- Behandlungsfall-Protokoll Füllung/Extraktion
- dabei Abrechnungskürzel angeben
- ggf. schriftliches Testat (Lob) über Assistenz, Vorbereitung, Verarbeitung, Handhabung und Dokumentation

# 8 Hilfeleistungen bei Zwischenfällen und Unfällen

## Inhalt

a) Maßnahmen zur Vermeidung von Not- und Zwischenfällen ergreifen

b) Symptome bedrohlicher Zustände, insbesondere bei Schock, Atem- und Kreislaufstillstand, Bewusstlosigkeit, starken Blutungen und Allergien, erkennen und Maßnahmen einleiten

c) Bei Maßnahmen des Zahnarztes bei Zwischenfällen mitwirken

d) Dokumentation auf Anweisung durchführen

e) Erste-Hilfe-Maßnahmen bei Unfällen, insbesondere bei Unfällen mit Infektionspotenzial, einleiten und durchführen

f) Rettungsdienst alarmieren

## a) Maßnahmen zur Vermeidung von Not- und Zwischenfällen ergreifen

Maßnahmen zur Vermeidung von Not- und Zwischenfallen sollen ergriffen werden. Gute Idee! Ein Anlass, die Praxis zu begehen und die Vorschriften des BuS-Dienstes und der BG zurate zu ziehen.

Wiederholung der Mitarbeiterbelehrung zur Erkennung von Notfall-Symptomen.

1. Unfallquellen eliminieren (Stolper-Fallen, wackelige Stühle, hochstehende Fußbodenkanten, nicht aufgerollte Kabel, Leitern und Tritte, Steckdosen-Kontrolle, Beleuchtung intakt, Schilder vorhanden usw.)
2. Sind die mobilen elektrischen Geräte optisch in Ordnung und geprüft?
3. Sind die Anamnesebögen zum Erkennen von Risikopatienten aktuell und werden sie auch bei den regelmäßig halbjährlich erscheinenden Patienten genutzt?
4. Wo ist ein Blutdruckmessgerät und ein Pulsoxymeter; sind diese intakt? Ab welchen Werten ist Handlungsbedarf?
5. Ist der Verbandskasten für den Betrieb intakt und gewartet?
6. Ist der Notfall-Medikamentenvorrat in Ordnung (Liste vollständig, Verfallsdaten)?
7. Gibt es einen Notfallkoffer und kann der Inhalt bedient werden?
8. Alarmplan in der Praxis vorhanden? Mitarbeiter fit? Text für telefonische Notfall-Meldung vorgefertigt und bereit zum Ablesen?
9. Feuerlöscher, Brandmelder intakt?

## b) Symptome bedrohlicher Zustände, insbesondere bei Schock, Atem- und Kreislaufstillstand, Bewusstlosigkeit, starken Blutungen und Allergien, erkennen und Maßnahmen einleiten

Für ein Ausbildungsgespräch hierüber dienen am besten ein Fachbuch und die Informationen für die wiederkehrende Mitarbeiter-Belehrung. Im Notfallkoffer befinden sich häufig kurze Fibeln.

**Berichtsheft-Ordner:**
- Liste mit Symptomen
- Maßnahmen nennen

## c) Bei Maßnahmen des Zahnarztes bei Zwischenfällen mitwirken

Siehe auch Aufgabe 1.5 c).

Der Alarmplan der Praxis muss in einer Übung des gesamten Teams geprüft werden. Wie sägt man eine Ampulle auf? Wie wird die Sauerstoff-Flasche an die Beatmungsmaske angeschlossen? Herz-Massage: wie häufig?

## d) Dokumentation auf Anweisung durchführen

Diese Aufgabe ist unmissverständlich. Hoffentlich gelingt das Diktat trotz aller Aufregung.

- Wann trat der Unfall/Zwischenfall auf? (Datum mit Zeitangabe)
- Wer war betroffen? Wer war Zeuge?
- Gab es einen Zusammenhang mit Medikamenten oder Materialien?

Wenn es ein Unfall war (auch eine scheinbare Bagatell-Verletzung wie eine Schnittwunde am Finger kann sich entzünden und gefährliche Folgen haben, für die sich Berufsgenossenschaft und Haftpflichtversicherung interessieren) oder ein Notfall, muss der Hergang geschildert werden; ggf. das Verbandsbuch nutzen oder einen Unfallbogen der Versicherung anfordern und die Notizen übertragen; Meldung eines Arbeitsunfalls; ggf. Überweisung zu einem D-Arzt.

**Berichtsheft-Ordner:**
- BG-Formulare und Infos zu Arbeitsunfällen
- Haftpflichtversicherung befragen; ggf. Unfall-Aufnahmebogen zuschicken lassen

## e) Erste-Hilfe-Maßnahmen bei Unfällen, insbesondere bei Unfällen mit Infektionspotenzial, einleiten und durchführen

Die Notfall-Übung mit dem Übungsleiter Zahnarzt hat ja bereits stattgefunden, der Alarmplan der Praxis funktioniert. Aber was passiert, wenn der Zahnarzt schon gegangen ist, die beiden Kolleginnen ohnmächtig sind und nur die Auszubildende noch fit ist?

Der Verfasser empfiehlt, die Auszubildende nach der Probezeit zu einem Erste-Hilfe-Kurs zu schicken; diese werden häufig von der Zahnärztekammer oder den Berufsschulen angeboten.

Was tun, wenn man sich nach Dienstschluss der D-Arztpraxis am Freitagabend mit einem potenziell infizierten Skalpell geschnitten hat? Besteht die Gefahr einer Infektion mit Hepatitis C oder HIV? Ist eine Interferongabe nötig, die nicht bis Montag warten kann?

Siehe Merkblatt der Berufsgenossenschaft! Welcher Arzt/welches Krankenhaus ist zuständig? Arbeitsunfall melden! Meldebogen vorhanden?

## f) Rettungsdienst alarmieren

Hatten wir schon: Alarmplan der Praxis, Karte mit Telefonnummern und vorgefertigtem Text, damit man in der Aufregung nicht vergisst, die Adresse zu sagen und dann auflegt …; auf die Fragen des Rettungsdienstes achten, präzise die Situation schildern.

Ein Notarztwagen ist etwas anderes als ein Rettungswagen.

# 9 Praxisorganisation und -verwaltung

## Inhalt

**9.1 Verwaltungsarbeiten**
   a) Patientendaten erfassen und verarbeiten
   b) Posteingang und -ausgang bearbeiten

## 9.1 Verwaltungsarbeiten

### a) Patientendaten erfassen und verarbeiten

**Berichtsheft-Ordner:**
Protokoll: „Ausbilder und Auszubildende haben ein Gespräch zum Stand der Verwaltungsarbeiten bezüglich der Erfassung und Verarbeitung von Patientendaten geführt. Die Auszubildende ist in der Lage, mit der Praxissoftware XY KV-Karten einzulesen und Patientendateien anzulegen. Bei Kartenfehlern beherrscht sie auch alternative Wege zur Patientenaufnahme."

Datum, Unterschrift

Muster einer Patientendatei ausdrucken und abheften

### b) Posteingang und -ausgang bearbeiten

Ob die Auszubildende Praxispost öffnen oder nur sortiert an einem Ort lagern darf, bestimmt der Teamchef. Ansonsten wird theoretisch besprochen:
- Postgeheimnis
- Posteingang (Sortierung, Eingangsstempel, Annahme/Quittung bei Einschreiben)
- Postausgang (Verpacken, Versandform auswählen z. B. Info-Post oder Wertbrief, Porto, wiegen und frankieren)
- Portokasse

**Berichtsheft-Ordner:**
- Protokoll des Gesprächs erstellen lassen
- Ausdruck zum Thema Postgeheimnis
- aktuelle Porto-Übersicht

# 10 Abrechnung von Leistungen

## Inhalt

a) Gebührenordnungen und Vertragsbestimmungen anwenden

86 Abrechnung von Leistungen

## a) Gebührenordnungen und Vertragsbestimmungen anwenden

Oha! Gebührenordnungen und Vertragsbestimmungen anwenden, GOZ und Bema kennenlernen – diese Aufgabe wurde nie formuliert, aber natürlich versteht es sich bei dem pädagogischen Konzept des Lernfeldunterrichts von selbst, dass nicht nur die zahnmedizinischen Leistungen der Praxis beschrieben und mit Gebührenziffern und Abkürzungen versehen wurden, sondern auch das KZV-Vertragswerk erörtert wurde und die Azubis nun alles kennen. Dann können sie es auch anwenden.

Zahnärzte sind ja in der großen Mehrzahl Vertrags(zahn)ärzte und bekommen ihr Geld nach den Bedingungen des KZV-Vertragswerks; da gibt es Sachleistungen, Mehrkostenvereinbarungen, Abdingungen, Regel- und Zusatzleistungen, andersartige Leistungen, Festzuschüsse, Kostenerstattung. Und bei den Privatversicherten gibt es GOZ-PKV-Versicherte und Basistarif-Versicherte.

Spätestens jetzt ist es für den Ausbilder an der Zeit, einmal die GOZ und die KZV-Verträge hervorzuholen oder im PC aufzurufen und noch einmal Grundsätzliches zu erörtern.

Und dann kann man noch:
- Mini-Bema und GOZ parat halten
- Verzeichnisse zahntechnischer Leistungen für GKV/PKV auf Aktualität überprüfen
- Checkliste zur Prüfung von Laborrechnungen erstellen
- alle Formulare der Abrechnung in der GKV auflisten
- Formulare der PKV auflisten
- Muster-Rechnung nach GOZ erstellen

Und das Ganze dann ab in den **Berichtsheft-Ordner**.

# Musteraufgabe zur Übung der Zwischenprüfung

Von der zuständigen Berufsschule/Prüfungskommission/ zuständigen Stelle (Zahnärztekammer) konkrete Aufgabe erbitten.

## Der Fall:

Frau Mustermann, Patientin der DAK, kommt zum ersten Mal in die Praxis und möchte sich untersuchen und ggf. behandeln lassen. Sie klagt über rezidivierende Entzündungen des Zahnfleisches bei 38 und Kälteempfindlichkeit bei 45. Bis auf den Zahn 38 sind alle Weisheitszähne nach Angaben der Patientin entfernt worden. Röntgenaufnahmen sind schon seit mehreren Jahren nicht angefertigt worden.

Der Zahnarzt befragt, untersucht und bespricht den Befund und die Therapiemöglichkeiten mit der Patientin. Es wird ein kariöser Defekt bei Zahn 45 mesial mit subgingivaler Ausdehnung festgestellt; der Zahn ist vital. Auf Bissflügelaufnahmen links und rechts sind keine weiteren kariösen Befunde sichtbar, aber die Karies 45 ist pulpanah. Bei 38 ist das Zahnfleisch geschwollen, ein Müsli-Getreidekorn hat sich distal in die Gingivatasche gepresst.

Die Patientin wünscht nach Aufklärung eine Behandlung unter lokaler Anästhesie und ohne Zuzahlung eine Amalgamfüllung, die Entfernung des bei 38 eingepressten Speiserestes und eine desinfizierende Salbenbehandlung bei 38.

In einer zweiten Sitzung soll der Zahnstein 43–33 entfernt, die Tascheninfektion 38 kontrolliert und die Amalgamfüllung poliert werden.

# Aufgabe für die Auszubildende:

Beschreiben Sie die einzelnen Schritte der Patientenbetreuung und Behandlungsassistenz sowie die Aufbereitung des Behandlungsplatzes, der Instrumente und die Entsorgung.

### 1. Behandlungsassistenz

- Patientenbetreuung vor, während und nach der Behandlung einschließlich Aufklärung.
- Welche Materialien kommen zum Einsatz?
- Welche Instrumente und Geräte werden benutzt? Wie sind die Instrumente nach RKI-Richtlinien zu beurteilen?

### 2a. Desinfektion, Pflege, Sterilisation

- Schildern Sie die Wiederaufbereitung des Behandlungsplatzes und der benutzten Instrumente.

### 2b. Entsorgung

- Nennen Sie die zu entsorgenden Instrumente und Materialien unter Berücksichtigung der entsprechenden Bestimmungen.

### 3. Praxisorganisation und -verwaltung

- Abwicklung von Verwaltungsaufgaben

### 4. Abrechnungswesen

- Nennen Sie die anfallenden Abrechnungspositionen

# Lösungsbogen

## 1. Behandlungsassistenz

**vor Behandlung:**
Anamnesebogen
Info über Füllungsmaterialien
Info über Anästhesie

**nach Behandlung:**
Verhalten wegen Anästhesie,
Aushärtezeit und Politur Amalgam

**Materialien bereitlegen, Behandlungsvorbereitungen (für ersten Behandlungstag)**
- Handschuhe, Mundschutz, Schutzbrille, Serviette, Becher, Speichelzieher/Absaugkanüle
- Vipr, Watterollen, Wattepellet, Kavitätendesinfektionsmaterial, Überkappungsmaterial, Unterfüllungsmaterial, Glasplatte, Anmischblock, Keile, Dappenglas, Artikulationsfolie
- Ampulle/Karpule mit Anästhesie-Medikament
- Ampulle/Karpule mit Desinfektionssalbe

**RKI-Richtlinien Instrumente: Einteilung nach Aufbereitungsanforderungen**
- **Unkritische:** Anrührspatel
- **semikritische A:** Sonde, Spiegel, Pinzette, Füllungs-Stopf-, Modellier- und Schnitz-Instrumente
- **semikritische B:** Karpulenspritze, Matrizenhalter, Amalgampistole, Ansatz für Mehrfunktionsspritze, rotierende Instrumente, Turbine, Winkelstück, mechanischer Amalgam-Kondensierer
- **sterile Einmalprodukte:** Injektionskanüle, stumpfe Kanüle
- **Sonderfall:** Matrizenband: falls es absehbar ist, dass dieses in die Gingiva schneidet, dann möchte der Zahnarzt ein steril verpacktes; sollte es absehbar sein, dass beim subgingivalen Exkavieren die Gingiva verletzt wird, wird der Zahnarzt einen steril verpackten Rosenbohrer o. ä. verlangen.

## 2. Desinfektion, Pflege, Sterilisation, Entsorgung

**Desinfektion:** Einheit und kontaminierte Flächen, Aufbewahrungsbehältnisse, Tuben, Verschlüsse, Gläser, Schubladengriffe per Wischdesinfektion; falls die benutzen Instrumente und rotierenden Instrumente nicht in absehbarer Zeit in einem RDG (Reinigungs- und Desinfektionsgerät) aufbereitet werden, müssen sie einer Tauchdesinfektion im Wannen-/„Bohrer-Bad" als Zwischenlager zugeführt werden; Turbinen und Winkelstücke werden in diesem Fall mit einer Wischdesinfektion versehen und müssen so auf die Wiederaufbereitung warten.

RDG (z. B. Thermodesinfektor): alle wieder aufbereitbaren Instrumente

**Pflege:** Turbine, Winkelstück, Karpulenspritze, Matrizenhalter, Amalgampistole müssen ggf. gepflegt werden, d. h., Gewinde und bewegliche Teile müssen nach der Desinfektion/RDG-Aufbereitung geölt werden.

**Sterilisation:** ggf. Matrizenband sterilisieren und steril verpackt aufbewahren.

**Entsorgung speziell:** Kanülen dürfen nur durchstichsicher verpackt (Spezialbox oder Kanister) in den Hausmüll gegeben werden; Amalgam-Kapsel/Amalgam-Reste in Sammelbox (wenn diese voll ist – gegen Quittung an spez. geeignete Entsorgungsfirma).

**Entsorgung Hausmüll:** gebrauchte Watterollen, Serviette, Einmal-Speichelzieher, Einmal-Becher, Einmal-Keile, Papier, Folien ggf. nach Material getrennt.

## 3. Praxisorganisation und -verwaltung

**Abwicklung von Verwaltungsaufgaben**
KV-Karte einlesen, Karteikarte anlegen, Anamnesebogen ablegen, Bonusheft abstempeln, Röntgenpass anbieten, ggf. erstellen bzw. Aufnahmen eintragen, Folgetermin vereinbaren, ggf. Recall-Vereinbarung anbieten.

## 4. Abrechnungswesen

**Nennen Sie die anfallenden Abrechnungspositionen**
1. Behandlungssitzung: 01, Vipr, Rö, L1, CP, bMF, F2, Mu
2. Zst, ggf. Mu

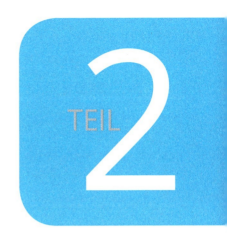

TEIL 2

Der 2. Teil umfasst alle Aufgaben, die nach der Zwischenprüfung bis zur Abschlussprüfung bearbeitet sein sollen.

# 1 Der Ausbildungsbetrieb

## Inhalt

**1.1 Die Stellung der Zahnarztpraxis im Gesundheitswesen**

c) Die Position der Zahnarztpraxis und ihrer Beschäftigten im Gesellschafts- und Wirtschaftsgefüge aufzeigen

**1.2 Organisation, Aufgaben, Funktionsbereiche und Ausstattung des Ausbildungsbetriebes**

c) Fehler in der Funktionsweise von Geräten und Mängel an Instrumenten feststellen; Maßnahmen zu ihrer Beseitigung ergreifen

d) Beziehungen des Ausbildungsbetriebes und seiner Beschäftigten zu Wirtschaftsorganisationen, Berufsvertretungen, Arbeitnehmervertretungen, Gewerkschaften und Verwaltungen nennen

**1.3 Gesetzliche und vertragliche Regelungen der zahnmedizinischen Versorgung**

d) Rechtliche und vertragliche Grundlagen von Behandlungsvereinbarungen mit gesetzlich Versicherten und Privatpatienten erläutern und beachten

**1.4 Berufsbildung, Arbeits- und Tarifrecht**

e) Fortbildung als Voraussetzung für berufliche und persönliche Entwicklung nutzen; berufsbezogene Fortbildungsmöglichkeiten ermitteln

f) Wesentliche Inhalte des Arbeitsvertrages nennen

## 1.1 Die Stellung der Zahnarztpraxis im Gesundheitswesen

### c) Die Position der Zahnarztpraxis und ihrer Beschäftigten im Gesellschafts- und Wirtschaftsgefüge aufzeigen

Die Bevölkerung Deutschlands hat einen tatsächlichen Bedarf an zahnmedizinischen Leistungen. Karies, Parodontitis und andere Erkrankungen der Mundhöhle sollen durch das zahnmedizinische Team verhindert, untersucht, behandelt und gelindert werden. Jeder Bürger Deutschlands soll nach Auffassung der Mehrheit der Bürger einfachen Zugang zu zahnmedizinischen Leistungen haben. Noch gibt es flächendeckend genügend Zahnarztpraxen in Wohnortnähe.

Die Sozialgesetzgebung sorgt dafür, dass alle Bürger zahnmedizinische Leistungen erhalten können, auch wenn sie über kein Einkommen bzw. keine Rente verfügen und z. B. staatliche Sozialhilfe in Anspruch nehmen müssen. Die Sozialgesetzgebung ist für alle Zahnmediziner bindend, d. h., jeder in Deutschland staatlich zugelassene Zahnarzt muss sich an die Sozialgesetzgebung halten.

Die Zahnarztpraxen erhalten Geld für ihre Leistungen. Der Wert dieser Leistungen wird von zwei unterschiedlichen Gebührenordnungen bestimmt: Die Leistungen für Kassenpatienten/Sozialhilfe-Empfänger und ihr Wert sind im **Bundeseinheitlichen Maßstab** (**BeMa**) beschrieben. Die Leistungen für Privatversicherte und Selbstzahler und ihre Werte sind in der durch das Bundesministerium für Gesundheit staatlich verordneten Gebührenordnung für Zahnärzte (GOZ) niedergelegt.

Zahnärzteorganisationen verhandeln mit Gesundheitspolitikern und Vertretern von Krankenversicherungen über eine Anpassung der Werte oder über eine Beschreibung der Leistungen. Das letzte Wort über die Gebührenordnungen haben aber der Bundestag und die Ministerialbürokratie.

Insofern herrscht in der Zahnmedizin keine zügellose Freiheit des Marktes entsprechend Angebot und Nachfrage. Der Staat bestimmt den Wert und die Art der Leistungen. Die Zahnarztpraxen sind in der Regel Eigentum eines Zahnarztes und werden betriebswirtschaftlich von ihm betrieben. Er ist dafür verantwortlich, dass die Ausgaben (Personalgehälter, Materialeinkauf, Geräte, Miete, Energie) durch die Einnahmen (Rechnungen für Patientenbehandlung) gedeckt sind und auch ein Gewinn für den Praxisbetreiber abfällt. Wenn nicht genügend Patienten kommen oder nicht genügend Leistungen erbracht werden können, gibt es ungenügende Einnahmen und dem Praxisbetreiber droht die Insolvenz.

Die Praxismitarbeiter sind Angestellte und ihr Angestelltenverhältnis ist vertraglich geregelt. Die Angestellten vertreten sich gegenüber dem Arbeitgeber selbst oder sie lassen sich durch Gewerkschaften vertreten, damit ihre Leistungen angemessen vergütet werden (Gehalt).

Arbeitsprobe zum Abheften im **Berichtsheft-Ordner**, z. B.:
Ausdruck aus dem Internet unter den Stichworten „Gesundheitsausgaben – Gesundheitsberichterstattung des Bundes" oder „Statistik in der Medizin".

## 1.2 Organisation, Aufgaben, Funktionsbereiche und Ausstattung des Ausbildungsbetriebes

c) Fehler in der Funktionsweise von Geräten und Mängel an Instrumenten feststellen; Maßnahmen zu ihrer Beseitigung ergreifen

*Kommentar: Wieder toll formuliert! Maßnahmen zur Beseitigung der Geräte und Instrumente ergreifen? Und wenn es keinen Fehler gibt, dann mit Absicht ein Gerät kaputtmachen? Wann ist eine Sonde nicht mehr spitz und wie kann man sie schärfen? Wie erkenne ich, ob eine Glühbirne nicht mehr brennt? Wie drehe ich eine Glühbirne aus der Fassung? Oder soll es heißen: Mit welchem Hammer repariere ich den Abrechnungs-PC?*

Arbeitsprobe zum Abheften im **Berichtsheft-Ordner**, z. B.:
Vorschlag für eine Formulierung zur Dokumentation der Ausbildung: „Ausbilder und Auszubildende führen ein Gespräch darüber, welche Fehler oder Mängel an Instrumenten und Geräten auftreten können. Insbesondere folgende Geräte und Instrumente wurden besprochen:
- O-Ringe als Gummidichtungen an Mikromotor-Ansätzen und Winkelstück-Pflegegeräten
- Glühlampen/Halogen-Birnen/LEDs bei OP-Leuchten oder Kunststoff-Härtungs-Leuchten
- Warntöne und Blinkzeichen des Amalgam-Abscheiders/ Autoklaven
- usw."

Hilfreich ist die Orientierung anhand der Inventar- oder Gerätelisten sowie anhand der Wartungs-Terminkalender oder Checklisten. Außerdem sollte es einen Ordner geben, in dem

Bedienungsanleitungen aufbewahrt werden. In diesen Anleitungen finden sich meistens Rubriken mit Erläuterungen zur Fehler- und Mängelbeseitigung. Es wird nicht nötig sein, alle diese Anleitungen zu kopieren und im Berichtsheft aufzuführen.

## d) Beziehungen des Ausbildungsbetriebes und seiner Beschäftigten zu Wirtschaftsorganisationen, Berufsvertretungen, Arbeitnehmervertretungen, Gewerkschaften und Verwaltungen nennen

### Zahnärztekammer

Alle berufstätigen Zahnärzte sind Zwangsmitglieder der Zahnärztekammer und müssen die Berufsordnung einhalten. Die Zahnärztekammer ist eine Körperschaft öffentlichen Rechts. Der Staat hat ihr bestimmte Kontroll- und Überwachungsaufgaben übertragen. Es gibt sogar eine Berufsgerichtsbarkeit, die bei dem Verdacht auf einen Verstoß gegen die Berufsordnung ermittelt und ggf. ein Berufsgerichtverfahren einleitet.

Die Zahnärztekammer ist die „zuständige Stelle" für die Aus- und Fortbildung von Zahnmedizinischen Fachangestellten.

### Kassenzahnärztliche Vereinigung (KZV)

Die KZV ist ebenfalls eine Körperschaft öffentlichen Rechts. Mitglieder sind jedoch nicht alle Zahnärzte, sondern nur die „Vertragszahnärzte", d. h. Zahnärzte, die freiwillig die Verträge zwischen der KZV und den gesetzlichen Krankenkassen anerkennen. „Privatzahnärzte", die sich auf die Behandlung von

„Privatpatienten" beschränken, sind also keine Mitglieder der KZV.

Die KZV hat vom Staat den sogenannten Sicherstellungsauftrag übernommen; d. h., die KZV stellt sicher, dass die Bevölkerung ausreichend zahnmedizinisch versorgt wird (auch nachts und an Sonn- und Feiertagen). Die KZV handelt nach den Richtlinien des Sozialgesetzbuches mit den Krankenkassen aus, in welcher Weise die Sicherstellung erfolgt und wie die Honorare dafür ausfallen.

### Gesundheitsbehörde

Die Gesundheitsbehörde ist der Zahnärztekammer und der KZV übergeordnet und führt Aufsicht darüber, ob alle Gesundheits- und Sozialgesetze von den Zahnärzten richtig angewendet werden. Insbesondere erteilt die Gesundheitsbehörde die Berufserlaubnis (Approbation) für Ärzte und Zahnärzte. Geleitet wird die Gesundheitsbehörde von einem politischen Amtsträger, d. h. dem Gesundheitsminister bzw. Gesundheitssenator eines Bundeslandes. Die Gesundheitsbehörde leitet und koordiniert die Arbeit der Gesundheitsämter.

### Gesundheitsämter

Die Gesundheitsämter überwachen die Einhaltung bestehender Gesundheitsgesetze auf kommunaler Ebene und führen bestimmte Prüfungen durch. Zahnärztliche Gutachter in den Gesundheitsämtern leisten z. B. Amtshilfe für die Sozialämter, wenn Sozialhilfe-Empfänger, Asylbewerber und geduldete Personen Zahnersatz oder Parodontalbehandlungen beantragen. Schulzahnärzte sind den Gesundheitsämtern zugeordnet und führen Reihenuntersuchungen in Schulen durch, überwachen so die Gesundheit der Schüler und ermitteln statistische Daten.

Teilweise überschneiden sich die Aufgaben von Zahnärztekammern und Gesundheitsämtern; z. B. können Mitarbeiter der Gesundheitsämter ermitteln, ob die Hygienerichtlinien in Zahnarztpraxen eingehalten werden.

## Sozialämter

Sozialhilfeempfänger, die nicht Mitglieder gesetzlicher Krankenkassen sind (z. B. Asylbewerber) erhalten „Krankenscheine", mit denen sie bei Vertragszahnärzten bestimmte zahnmedizinische Leistungen in Anspruch nehmen können. In der Regel besteht ein Vertrag zwischen der KZV und der Sozialbehörde (die ähnlich der Gesundheitsbehörde die Aufgaben der Sozialämter koordiniert), der die Leistungen und Regelungen im Einzelnen beschreibt.

## Zahnärztliche Berufsverbände

Die meisten Zahnärzte sind in eigener Praxis niedergelassen, also selbstständig und keine angestellten Arbeitnehmer. Zur Wahrung ihrer wirtschaftlichen Interessen können sie freiwillig Mitglied eines Zahnärzteverbandes werden. Ein Berufsverband versucht mit politischen Mitteln, die Lage für seine Mitglieder zu verbessern. Die selbstständigen Zahnärzte sind in der Regel auch Arbeitgeber; sie beschäftigen Zahnmedizinische Fachangestellte oder auch Assistenzzahnärzte. Auch die Interessen der Arbeitgeber werden in zahnmedizinischen Berufsverbänden vertreten.

Übergeordnet gibt es neben zahnmedizinischen Berufsverbänden auch den „Bund freier Berufe" in dem sich neben Ärzten und Zahnärzten auch andere „freie Berufe" (Anwälte, Notare, Apotheker, Steuerberater, Architekten usw.) gemeinsam politisch betätigen.

### Gewerkschaften

Arbeitnehmer organisieren sich bei Bedarf in Gewerkschaften, um verbesserte Arbeitsbedingungen, faire Arbeits- und Urlaubszeiten und angemessene Löhne und Gehälter durchzusetzen. Gewerkschaften und Arbeitgeberverbände versuchen durch Verhandlungen sinnvolle Arbeitsverträge und gerechte Bezahlung festzulegen (Mantel-Tarifverträge und Gehalts-Tarifverträge). Scheitern die Verhandlungen, können Streiks folgen.

Arbeitsprobe zum Abheften im **Berichtsheft-Ordner**, z. B.:

Auszubildende und Ausbilder haben am ... (Datum) ein Ausbildungsgespräch geführt über die Aufgabe 1.2 d) und die Bedeutung der
- Zahnärztekammer
- Kassenzahnärztlichen Vereinigung
- Gesundheitsbehörde
- Gesundheitsämter
- Sozialämter
- zahnärztlichen Berufsverbände
- Gewerkschaften

## 1.3 Gesetzliche und vertragliche Regelungen der zahnmedizinischen Versorgung

d) Rechtliche und vertragliche Grundlagen von Behandlungsvereinbarungen mit gesetzlich Versicherten und Privatpatienten erläutern und beachten

Jeder Patient schließt mit dem Arzt seines Vertrauens einen Behandlungsvertrag ab. Dazu ist grundsätzlich keine schriftliche Vereinbarung nötig. Traditionell reicht es aus, wenn der Patient den Arzt um eine ärztliche Leistung bittet und Namen, persönliche Daten, Versicherungsverhältnisse und Adresse angibt. Er muss dann davon ausgehen, dass der Arzt seine Leistungen (Untersuchung, Aufklärung, Beratung und ggf. Behandlung) nicht umsonst erbringt, sondern eine Bezahlung dafür fordert.

Vergleichbar ist dies mit einem Kaufvertrag, der rechtlich gesehen auch beim Brötchenholen geschlossen wird, ohne dass er schriftlich vereinbart wird.

Der Arzt sollte seine Patienten jedoch in die Behandlung einbinden, indem er die Untersuchungen und Verfahren erklärt, Alternativen und Risiken aufzeigt und somit die ausdrückliche Einwilligung des Patienten erhält. Dies ist insbesondere dann erforderlich, wenn schwerwiegende Eingriffe durchgeführt werden sollen. Das Aufklärungsgespräch sollte dann in der Patientenakte oder/und auf einem Aufklärungsbogen protokolliert und vom Patienten unterzeichnet werden. Ggf. wäre ein Mitarbeiter als Zeuge der Aufklärung zu benennen. So lässt sich der Ablauf des Geschehens in Streitfällen (vor Gericht) besser ermitteln.

Das **Sozialgesetzbuch V** regelt die Vertragsgrundlagen für Vertragszahnärzte und die Mitglieder gesetzlicher Krankenkassen. Es werden alle versicherten Behandlungsbereiche im „bundeseinheitlichen Bewertungsmaßstab für zahnärztliche Leistungen" (Bema, letzte Version von 2004) benannt oder definiert sowie Formulare (z. B. Heil- und Kostenplan, Rezept usw.) und Genehmigungsverfahren vorgeschrieben. In vielen Fällen müssen eine Einwilligung des Patienten und ein formell genehmigtes Formular mit der Kostenübernahmeerklärung der Krankenkasse vor Beginn der Behandlung vorliegen. Es ist jedoch ratsam, dass der Zahnarzt einen Dokumentationsbogen zum Zweck einer detaillierten Patientenaufklärung über Kosten (Eigenanteile des Patienten) und Maßnahmen selbst entwickelt und ihn unterschreiben lässt. Die übliche Praxisabrechnungs-Software leistet hierbei in der Regel eine Hilfestellung.

Von der kassenzahnärztlichen Vereinigung erhält jeder Vertragszahnarzt die nötigen Unterlagen, Bestimmungen und Formulare in einem Handbuch/als Datei. Zur Diskussion des Ausbildenden mit dem Azubi sollten also der Bema und alle Formulare in der Praxis zur Hand sein.

Neben den üblichen „normalen" Behandlungen und Abrechnungswegen des Bema gibt es aber auch sogenannte „Abdingungsformulare" (abdingen = rechtlich durch freie Vereinbarung ersetzen), die **Anhang zum Heil- und Kostenplan Muster 1, Muster 2 und Muster 3** heißen.

**Anhang Muster 1** wird benötigt, wenn es sich um Leistungen handelt, die nicht im einheitlichen **Bewertungsmaßstab** (Bema) enthalten sind und auf Wunsch des Patienten erbracht werden sollen.

**Anhang Muster 2** wird benötigt, wenn ein von der Krankenkasse beauftragter und der KZV benannter Gutachter durch das Planungsgutachten zu dem Schluss gekommen ist, dass die geplante Behandlung nicht den Richtlinien des Bema entspricht und somit keine Kosten von der Krankenkasse übernommen werden müssen, der Patient die Behandlung aber dennoch wünscht.

**Anhang Muster 3** wird benötigt, wenn Patient und Zahnarzt eine Gebührenvereinbarung für die prothetische Behandlung treffen, die vom Bema abweicht.

**§ 28 Abs. 2 Satz 2 SGB V** regelt die sogenannte **Mehrkostenvereinbarung:** „Wählen Versicherte bei Zahnfüllungen eine darüber hinausgehende Versorgung, haben sie die Mehrkosten selbst zu tragen. In diesen Fällen ist von den Kassen die vergleichbare preisgünstigste plastische Füllung als Sachleistung abzurechnen. In Fällen des Satzes 2 ist vor Beginn der Behandlung eine schriftliche Vereinbarung zwischen dem Zahnarzt und dem Versicherten zu treffen. Die Mehrkostenregelung gilt nicht für Fälle, in denen intakte plastische Füllungen ausgetauscht werden."

Der letzte Satz macht deutlich, dass nur die Behandlung von Karies oder der Austausch defekter Füllungen unter die Mehrkostenregelung fallen kann. Der Wunsch nach „hübscheren" Kunststoff-Füllungen anstatt der metallischen Amalgam-Füllungen (Regelversorgung) reicht nicht.

Mehrkostenregelungen können demnach anfallen bei
- (dentin)adhäsiven Mehrschicht-Füllungen
- bei Einlagefüllungen/Inlays aus Metall oder zahnfarbenen Materialien
- dentinadhäsiven Aufbaufüllungen unter Kronen
- Schneide- und Eckzahnfüllungen in Mehrfarbtechnik zur ästhetischen Optimierung.

Weitere Formulare gibt es für Mehrkostenvereinbarungen in der Kieferorthopädie (z. B. bei zahnfarbenen Brackets anstatt Metall-Brackets).

Die im jeweiligen KZV-Bereich gültigen Formulare zur Mehrkostenvereinbarung, die vor Behandlungsbeginn vom Zahnarzt und vom Patienten zu unterschreiben sind, sollten in der Praxis vorliegen und können für das Ausbildungsgespräch ausgedruckt und im Berichtsheft abgeheftet werden.

§ 13 SGB V regelt die **Kostenerstattung für Kassenpatienten**, die beim Arzt oder Zahnarzt als Privatpatient gelten wollen und deren Behandlung folglich nach GOZ oder GOÄ abgerechnet wird.

Bei **Privatpatienten** (alle Patienten, die nicht gesetzlich versichert sind, also Selbstzahler, Beamte oder Patienten, die private Versicherungen abgeschlossen haben) kommen die **Bestimmungen der Gebührenordnung für Zahnärzte (GOZ)** zur Anwendung. Die GOZ stammt aus dem Jahr 1988 und soll schon seit Jahren modernisiert und angepasst werden. Die §§ 1 bis 10 betreffen die Honorare, Vergütungen, Gebühren und den Ersatz von Auslagen, die ein Zahnarzt im Zusammenhang mit seiner Behandlungstätigkeit berechnen kann. Es würde zu weit führen, alle Paragrafen und Leistungen der GOZ in diesem Buch aufzuführen. In jeder Zahnarztpraxis sollte sich eine aktuelle GOZ befinden und der Autor hofft, dass es bald nach Veröffentlichung des vorliegenden Buches auch eine neue GOZ gibt. Die gültige GOZ sollte dann als Grundlage des Ausbildungsgesprächs dienen und – wie in der Aufgabe 1.3 d) formuliert – „erläutert und beachtet" werden.

## 1.4 Berufsbildung, Arbeits- und Tarifrecht

### e) Fortbildung als Voraussetzung für berufliche und persönliche Entwicklung nutzen; berufsbezogene Fortbildungsmöglichkeiten ermitteln

Fortbildung „nutzen" (!?); ein sehr guter Appell, dem der Autor sich freudig anschließt. Doch zunächst muss erst einmal die Ausbildung erfolgreich beendet werden.

Fortbildungsmöglichkeiten „ermitteln" fällt leicht, denn in allen Zahnärztekammern gibt es geeignete Programme und Institutionen.

Aufgabe an die Auszubildende:
- Fragen Sie Ihre Kolleginnen in der Praxis, welche Fortbildungen sie empfehlen und wo diese stattfinden.
- Befragen Sie auf gleiche Weise Ihre Mitschüler und Lehrer in der Berufsschule.
- Informieren Sie sich telefonisch oder auf der Homepage der Zahnärztekammer über Fortbildungsmöglichkeiten/Programme für ZFAs.
- Klären Sie die Begriffe: fortgebildete ZFA Individualprophylaxe, ZMP, ZMF, ZMV, ZMKFO, DH.
- Fragen Sie ihren Teamchef, welche Fortbildungen er einer ZFA empfehlen würde.

Abschließend bleibt festzustellen: Wer sich fortbildet und diese Fortbildung durch Zertifikate nachweist, bzw. durch Prüfungen auch eine erfolgreiche Teilnahme bestätigt bekommt, signalisiert auf dem Arbeitsmarkt, dass er sich einsetzt und kompetent ist.

Viele Zahnärztekammern bieten auch schon für Azubis (meist in fortgeschrittenen Ausbildungsjahren) Fortbildungs- oder auch Nachhilfekurse an.

## f) Wesentliche Inhalte des Arbeitsvertrages nennen

Zahnärzte sind keine Juristen. Insofern sollten Zahnärzte nicht auf eigene Faust Arbeitsverträge formulieren. In der Regel bedienen sich die „Arbeit gebenden" Zahnärzte auch „Musterverträgen", die sie von Zahnärztekammern oder zahnärztlichen Verbänden erhalten.

Vielleicht befindet sich in dem Praxis-Handbuch/CD oder dem „Download-Bereich" der Homepage der zuständigen Zahnärztekammer so ein Muster-Arbeitsvertrag, anhand dessen man die wesentlichen Inhalte nachvollziehen kann:

- Nennung der Vertragsparteien mit Adressen
- Beschreibung des Arbeitsplatzes bzw. der Aufgabenbereiche
- Gültigkeitsdauer (befristet oder unbefristet)
- Beginn/Probezeit
- Regelmäßige Arbeitszeit
- Urlaubsanspruch
- Entgelt/Lohn/Gehalt/ggf. Sonderzahlungen oder Zuschläge
- Fortzahlungsbedingungen bei unverschuldeter Arbeitsverhinderung
- Kündigungsmodalitäten

Ein Arbeitsvertrag muss laut § 2 des Nachweisgesetzes schriftlich fixiert sein, damit er bei Streitigkeiten ggf. juristisch geprüft werden kann

**Beispiele von Arbeitsproben der Aufgaben 1.4 a–f) für den Berichtsheft-Ordner:**
- Auflistung im Betrieb vorhandener Mitarbeiterunterweisungen/Belehrungen
- Schema eines Dienstplanes für den Azubi erstellen mit Arbeits-/Ausbildungszeiten und Berufsschulzeit/Wegezeit
- Jahresurlaub auflisten
- Auszug aus dem Gehaltstarifvertrag für ZFA als Tabelle erstellen
- Fortbildungsangebot für ZFA der Landes-Zahnärztekammer besorgen

# 2 Durchführen von Hygienemaßnahmen

Wird nur bis zu der Zwischenprüfung vermittelt.

# 3 Arbeitsorganisation, Qualitätsmanagement

## Inhalt

### 3.1 Arbeitsorganisation, Arbeiten im Team

- b) Arbeitsschritte systematisch planen, rationell gestalten und zielgerichtet organisieren
- c) Praxisabläufe effizient gestalten und mit organisieren
- d) Zur Sicherung des praxisinternen Informationsflusses beitragen

### 3.2 Qualitäts- und Zeitmanagement

- a) Bedeutung des Qualitätsmanagements für den Ausbildungsbetrieb an Beispielen erläutern
- b) Maßnahmen zur Qualitätssicherung im eigenen Verantwortungsbereich planen, durchführen und dokumentieren
- c) Bei Maßnahmen zur Verbesserung der Qualität mitwirken
- d) Behandlungskomplexorientierte und patientenspezifische Terminplanung durchführen
- e) Wiederbestellungssysteme organisieren
- f) Bedarfsgerechte Terminplanung mit zahntechnischen Laboratorien koordinieren
- g) Terminplanung zur Praxisorganisation erstellen und überwachen, insbesondere zu vorgeschriebenen Prüf-, Überwachungs- und Informationsterminen

## 3.1 Arbeitsorganisation, Arbeiten im Team

### b) Arbeitsschritte systematisch planen, rationell gestalten und zielgerichtet organisieren

Dies sind doch einmal wunderbar formulierte Ausbildungsziele, die für alle Ausbildungsberufe (Tischler, Elektriker, Krankenpfleger usw.) passen. Erfüllen wir diese Aufgabe(?) mit zahnmedizinischem Praxisleben für das Ausbildungsgespräch und das Abheften im

**Berichtsheft-Ordner:**
- Azubi erstellt einen Vorschlag, wie der Besuch einer Kindergartengruppe in der Praxis geplant, gestaltet und zielgerecht organisiert werden sollte
- Azubi erstellt einen Vorschlag, wie ein Praktikant im Zuge des „Schülerpraktikums" in der Praxis betreut werden soll
- Erklärung einer „Aufdeckliste" für eine Kunststoff-Füllung an Zahn 11
- Wie könnte ein Recall-System für Totalprothesen-Träger aussehen und welche Leistungen können anfallen?
- Ein Gehörloser soll über die Versorgung der Zahnlücke 16 aufgeklärt werden.
- Ein Patient mit künstlichen Herzklappen und Anti-Gerinnungs-Medikation soll eine endodontische Behandlung erhalten. Was ist zu bedenken?
- Ein bislang unbekannter Patient aus dem nahegelegenen Pflegeheim wird von der Pflegedienstleitung angekündigt und soll einen Termin bekommen; was ist zu klären?

## c) Praxisabläufe effizient gestalten und mit organisieren

Super Idee. Diese Aufgabe ist noch besser als 3.1 b). Der Praxisinhaber kann eigentlich nach Hause gehen, sofern ein zahnärztlicher Assistent da ist. Wehe, es wird nicht effizient gestaltet und organisiert.

Vielleicht wäre ein Aufsatz schön: „Warum Patienten bei der hygienischen Aufbereitung der Praxis so stören" oder „Wie man störende Schmerzpatienten behandelt, wenn gleichzeitig typische Nörgler auf die Einhaltung des Termins drängen und eine kinderreiche Familie unangemeldet erscheint, weil eines der Kinder auf dem Spielplatz eine Schneidezahnecke eingebüßt hat".

Oder: „Wie teuer ist es, wenn ein Unternehmensberater Praxisabläufe effizient gestaltet und mit organisiert? Wo holt man dafür einen Kostenplan ein?"

Vorschlag zur Güte für den **Berichtsheft-Ordner:**
Arbeitsauftrag an Azubi und ZFA: Überprüfung einer der diversen schriftlichen Arbeitsanweisungen, ob etwas zu verbessern ist und Formulierung eines Ergebnisse dieser Prüfung (ja, folgende Schritte können verbessert werden; nein, es wurde keine Verbesserungsmöglichkeit gefunden) unter Angabe der für die Prüfung nötigen Zeit (z. B. 20 Minuten).

## d) Zur Sicherung des praxisinternen Informationsflusses beitragen

Ist das nicht eigentlich selbstverständlich? Muss man darüber diskutieren, dass Checklisten helfen können, solange sie nicht ausarten? Dass Telefon-Notizzettel hilfreich sind, wenn jemand angerufen hat, und ein Rückruf nötig ist? Dass eine Großpraxis im Schichtdienst anders organisiert sein muss? Muss dazu eine Belehrung erfolgen, ein Schriftstück unterzeichnet und im QM-Ordner abgeheftet werden?

„Vom siegreichen Gegner lernen, heißt siegen zu lernen" (Mao o. ä). Schreiben wir in den

**Berichtsheft-Ordner:**
Am ... wurde die Aufgabe 3.1 d) von dem Ausbilder mit der Auszubildenden problemorientiert diskutiert, Informationen flossen hin und her und wurden gesichert. Unterschriften nicht vergessen

## 3.2 Qualitäts- und Zeitmanagement

### a) Bedeutung des Qualitätsmanagements für den Ausbildungsbetrieb an Beispielen erläutern

Diese Aufgabenstellung findet sich bestimmt auch in allen anderen Ausbildungsverordnungen, denn um das QM-Wort kommt niemand herum. Der Autor wünscht viel Spaß bei der Aufgabe. In den **Berichtsheft-Ordern** bitte die Wahrheit eintragen. Zum Thema wurde ein Ausbildungsgespräch am ... geführt.

Abgeheftet werden kann z. B.:
- Definition von Qualitätsmanagement, Qualitätssicherung und Zeitmanagement
- Unterschied Qualitätssicherung und Qualitätsmanagement in Stichworten erläutern
- Inhaltsverzeichnis des Praxis-eigenen QM-Systems
- „Lieblings-Inhalt" aus dem QM-Verzeichnis auswählen und erläutern

### b) Maßnahmen zur Qualitätssicherung im eigenen Verantwortungsbereich planen, durchführen und dokumentieren

Konkrete Maßnahme zur Qualitätssicherung für die Auszubildende festlegen; diese planen, durchführen und dokumentieren lassen, anschließend ein „Feedback-Gespräch" führen und zum Schluss in den

**Berichtsheft-Ordner** einheften, z. B.:
Die Qualitätssicherung umfasst als Bestandteil des Qualitätsmanagements alle organisatorischen und technischen Maßnah-

men, die vorbereitend, begleitend und prüfend der Schaffung und Erhaltung einer definierten Qualität eines Produkts oder einer Dienstleistung dienen.

Konkrete Dienstleistung: Aufbereitung der Medizinprodukte, PAR-Instrumente, Gracey-Kürette und Sichel-Scaler; nach Gebrauch planen, durchführen und dokumentieren
- grobe Verunreinigung entfernen
- hygienisch aufbereiten
- definierte Schärfe prüfen ggf. herstellen
- usw.

Oder Praxis-eigene Terminplanung für kombinierten ZE überprüfen
- Zeitpläne aufstellen
- Einhaltung überprüfen
- Zufriedenheit abfragen
- Leitfaden erstellen

## c) Bei Maßnahmen zur Verbesserung der Qualität mitwirken

In den **Berichtsheft-Ordner:**
„Am ... wurde mit der Auszubildenden ein Feedback-Gespräch zu folgenden Themen geführt:
- Berufsschul-Zeugnis
- Pünktlichkeit
- Telefongespräche, Höflichkeit gegenüber Patienten, Namensnennung"

## d) Behandlungskomplexorientierte und patientenspezifische Terminplanung durchführen

Hübsche Formulierung der Tatsache, dass Behandlungen geplant werden müssen, der Chef gewisse Zeitvorstellungen hat und darüber hinaus noch Schmerzpatienten und Notfälle auftreten können (in manchen Praxen ein Dauerbrenner).

Einüben bestimmter, praxisüblicher, höflicher Redewendungen, damit die Patienten das Gefühl guter Betreuung haben, obwohl sie nicht sofort einen Termin für eine Grunduntersuchung erhalten. Bei telefonischer Anmeldung gleich im PC nachforschen, ob zum Patienten Besonderheiten notiert sind, die eine gesonderte Behandlung und mehr Zeit bedürfen (Achtung: Choleriker, Freund des Chefs, Seemann und nur selten im Hafen, ängstlich und braucht stets mehr Zeit, stellte viele Zwischenfragen, Schluckstörungen usw.).

In den **Berichtsheft-Ordner**:
- Terminpläne für typische Behandlungsfälle Endo, ZE, PAR
- Beispiele für übliche Redewendungen
- Schriftstück (Lob): „Die Auszubildende kann in der Regel die praxisübliche Terminplanung behandlungskomplexorientiert und patientenspezifisch durchführen."
- Schriftstück (Tadel): Herrgottssakrament ... lieber nicht schriftlich ...

## e) Wiederbestellungssysteme organisieren

Hm, Azubis sollen Wiederbestellsysteme *organisieren*? Das ist wohl eher Chefsache oder Thema der Teambesprechung. Es geht hier wohl eher um die Anwendung. Oder der Chef will eben kein Wiederbestellsystem, weil er überlastet ist und mehr als genug Patienten hat und welche vergraulen will.

Aber Azubis können natürlich mal einen Vorschlag formulieren oder das bestehende System beschreiben – und dann in ein Ausbildungsgespräch einbringen.

Das Ergebnis kann dann in den **Berichtsheft-Ordner:**
Wiederbestellsystem für
- Kleinkinder FU, IP-Kinder, Jugendliche
- Implantat-Patienten
- PAR-Patienten
- KFO-Patienten
- usw.

## f) Bedarfsgerechte Terminplanung mit zahntechnischen Laboratorien koordinieren

Hm, Azubis sollen bedarfsgerechte Terminplanung mit zahntechnischen Laboratorien koordinieren? Das ist wohl eher Sache der Chef-ZFA am Telefon oder Thema der Teambesprechung. Es geht hier wohl eher um die Anwendung vorgegebener und bewährter üblicher Pläne, die aus Erfahrung funktionieren. Oder die Praxis hat kein Konzept und es herrscht Chaos?

Natürlich kann die Auszubildende Alternativen vorschlagen, aber sie sollte nicht unabgesprochen mit dem Zahntechniker und den Patienten koordinieren.

Oder soll es heißen: „Ausnahmsweise einen schnellen Sondertermin beim Zahntechniker erbitten?" Gut, das kann auch die Auszubildende mal probieren und dem Zahnarzt die Antwort des Technikers übermitteln.

In den **Berichtsheft-Ordner:**
„Kritikbogen für die Aufgaben-Formulier-Kommission; unter 3.1 a–e) wurde bereits hinreichend die Organisation der Praxisarbeit und die Terminvergabe-Systeme thematisiert. Bedarfsgerechte Terminplanung koordinieren – das ist eine hochtrabende Formulierung. Statt dieser Aufgabe sollte lieber besprochen werden, wie man mit unvermeidbaren Terminkonflikten umgeht, wenn z. B. eine Keramikkrone im Ofen platzt und eben nicht zum Hochzeitstag fertig ist, die Braut eine Krise bekommt und unangemessen am Telefon pöbelt und die Auszubildende am liebsten auch schreien würde."

Wer das nicht abheften will, muss sich selbst etwas ausdenken oder Mut zur Lücke beweisen oder eben doch eine Planung koordinieren lassen.

## g) Terminplanung zur Praxisorganisation erstellen und überwachen, insbesondere zu vorgeschriebenen Prüf-, Überwachungs- und Informationsterminen

Dies ist wirklich eine lohnende Aufgabe. Es gibt eine ganze Reihe wiederkehrender Prüfungen, Überwachungen, Belehrungen und Informationen. Eigentlich sollte jede Praxis einen derartigen Kalender haben, der für den **Berichtsheft-Ordner** kopiert werden kann. Die Termine basieren auf

- Rö-Verordnung (Prüfaufnahmen)
- MedGV (z. B. Elektro-Chirurgie-Geräte)
- Feuerlöscher-Überprüfung
- Druckbehälter-Verordnung
- BuS-Dienst
- Betriebsärztlicher Untersuchung

- Datenschutz-Belehrung
- Arbeitsschutz-Belehrung
- usw.

# 4 Kommunikation, Information und Datenschutz

## Inhalt

### 4.1 Kommunikationsformen und -methoden

- c) Patienten und begleitende Personen über Praxisabläufe in Hinsicht auf Diagnostik, Behandlung, Wiederbestellung, Verwaltung und Abrechnung informieren und zur Kooperation motivieren
- d) Zahnärztliche Beratungen und Anweisungen unterstützen
- e) Fremdsprachige Fachbegriffe anwenden

### 4.2 Verhalten in Konfliktsituationen

- a) Konflikte durch vorbeugendes Handeln vermeiden
- c) Durch situationsgerechtes Verhalten zur Lösung von Konfliktsituationen beitragen

### 4.3 Informations- und Kommunikationssysteme

- b) Informations- und Kommunikationssysteme effizient zur Bearbeitung unterschiedlicher Praxisvorgänge, insbesondere bei der Patientenaufnahme, der Patientenbetreuung, der Behandlungsassistenz, der Praxisorganisation und -verwaltung sowie der Abrechnung von Leistungen anwenden
- c) Fehlerrisiken und Fehlerfolgen erkennen und einschätzen
- d) Informationen beschaffen und nutzen
- e) Fachliteratur und andere Informationsangebote nutzen

### 4.4 Datenschutz und Datensicherheit

- b) Daten pflegen und sichern
- c) Datentransfer gesichert durchführen
- d) Dokumente und Behandlungsunterlagen sicher verwahren

## 4.1 Kommunikationsformen und -methoden

c) Patienten und begleitende Personen über Praxisabläufe in Hinsicht auf Diagnostik, Behandlung, Wiederbestellung, Verwaltung und Abrechnung informieren und zur Kooperation motivieren

Die Formulierung der Aufgabe 4.1 c) ist das Lernziel; das sollen die Auszubildenden lernen und als ZFA können. Doch wie erreicht ein Azubi dieses Lernziel?

**Durch „zuhören"**, wie gestandene ZFAs und der Zahnarzt es machen, welche Formulierungen sie erfolgreich nutzen.

**Durch „abgucken"**, welche Hilfsmittel, Info-Zettel, Modelle, Medien die Kollegen anwenden.

**Durch „einüben"**, bei geeigneten Patienten oder im Rollenspiel.

Liste möglicher Übungsaufgaben (typische Patientenfragen, beliebig ergänzbar):
- Was muss ich nach der Extraktion beachten?
- Warum sind Bissflügel-Röntgenaufnahmen nötig?
- Ich möchte ein neue Oberkieferprothese; kann ich sie morgen abholen?
- Ich habe mir eben gerade die Zähne geputzt: Ich weiß aber nicht, warum sie nach dem Anfärben so rot-blau aussehen.

Für den **Berichtsheft-Ordner:**
Die Auszubildende hat Patienten und Begleitpersonen mündlich und schriftlich informiert und zur Mitarbeit motiviert in folgenden Situationen ...

## d) Zahnärztliche Beratungen und Anweisungen unterstützen

Der Leser hat sicher schon gemerkt, was der Autor von derartigen allgemeinen Formulierungen hält; bei dieser könnte ein Ausrufezeichen den Befehlscharakter noch hervorheben: Zack, zack, nun unterstützen Sie mal! Aber ein bisschen dalli! Vielleicht noch eine Simultanübersetzung in Gebärdensprache?

Möglicherweise ist es aber so gemeint: Die Texter der Aufgabe wollten erreichen, dass der Ausbilder/die Ausbildende der Auszubildenden Aufgaben stellt, um den Wissensstand zu überprüfen; z. B.

- Ich möchte Frau XY erklären, welche Kronenformen zur Versorgung des Zahns 26 in Betracht kommen; bitte holen Sie Info-Material und Modelle.
- Herr Mustermann weiß noch nicht, wie man die Interdentalräume pflegt. Bitte zeigen Sie ihm schon einmal ein paar Methoden, ich komme gleich wieder.
- Bitte erklären Sie Frau Meier, was der Unterschied zwischen einer Amalgam-Füllung und einem Keramik-Inlay ist.
- Ich muss den vertikal frakturierten Zahn entfernen, bitte holen Sie alle Instrumente und erklären Sie dem Patienten, wie er sich hinterher verhalten sollte.

Für den **Berichtsheft-Ordner:**
Die Auszubildende hat in folgenden Situationen zahnärztliche Beratungen und Anweisungen unterstützt ...

## e) Fremdsprachige Fachbegriffe anwenden

Auf fremde Sprachen trifft ein jeder in der globalisierten Welt, z. B. beim Lesen von Gebrauchsanweisungen für elektrische Haushaltsgeräte; *„public viewing"* ist ein deutscher Begriff, der im Englischen so viel wie „den Toten aufbahren" bedeutet. Was ein HKP ist, weiß kein Patient.

Was heißt eigentlich Modellgussprothese auf Türkisch, Russisch oder Sanskrit? Man muss sicher nicht alles wissen, aber welche fremdsprachigen Fachbegriffe wichtig sind, hängt auch mit dem Patientenstamm der Praxis zusammen.

Die Auszubildenden sollten sich so früh wie möglich ein Vokabelheft anschaffen und alle Fachbegriffe mit der zugehörigen „Übersetzung" notieren.

Das beginnt bei den
- anatomischen Ortsbezeichnungen der Zahnflächen mesial, okklusal, distal usw.,
- Diagnosen wie apikale Ostitis, CMD, MRSA-Infektion,

führt weiter
- zum „Abrechnungschinesisch" 01, Zst, HKP, Abdingung" usw.,
- zur PC- und Internet-Fachsprache

und wenn man ausländische Patienten hat,
- sollte man ihnen (wenn sie englisch sprechen) ggf. ein *appointment* und kein *date* anbieten, vielleicht einen *estimate* ausstellen und bei Schmerzen kein *recipe* sondern eine *medical prescription*.

Übliche Begriffe für Behandlungen, Diagnosen und Zahlungswege (Rechnung, Überweisung, Quittung) sollten parat sein, entweder im Hinterkopf oder im Vokabelheft.

Der Ausbilder/Ausbildende kann die Unterlagen der Berufsschule zur Grundlage weiteren Vorgehens nehmen.

### In den **Berichtsheft-Ordner:**
Der Ausbildende überzeugt sich von dem Stand der Anwendung fremdsprachiger Fachbegriffe anhand des Vokabel-Heftes.

## 4.2 Verhalten in Konfliktsituationen

### a) Konflikte durch vorbeugendes Handeln vermeiden

Und wieder ein frommer Wunsch. Konflikte zu vermeiden ist immer gut. Aber es gibt so Situationen …
- … mit Patienten (Terminvergabe, aber sofort, Termine versäumen, Zahlungsverkehr, Reklamationen)
- … mit Kollegen (Unordnung hinterlassen, zu spät kommen, auf „alte Rechte pochen, das haben wir immer schon so gemacht", Schichtdienst tauschen)
- … mit Vorgesetzten (Überstunden, Urlaubspläne, zu spät kommen, falsche Dosierung beim Anmischen/zu große Portionen/Verschwendung)

Welche verbalen Formulierungen verschärfen, bzw. entschärfen Situationen?
- „Sie haben mich falsch verstanden", oder „Ich habe mich bedauerlicherweise missverständlich ausgedrückt."
- „Da haben Sie falsch gerechnet", oder „Kontrollieren Sie bitte, ob der Betrag stimmt."
- „Der Termin geht nicht", oder „Ich kann Ihnen alternativ … anbieten, denn dann hat der Zahnarzt mehr Zeit für Sie."
- „Ich kann mich nicht zerreißen", oder „Ich habe Verständnis für Ihr Anliegen, aber berücksichtigen Sie bitte auch meine Situation."

Höflichkeitsformen benutzen, den Namen richtig nennen, „Bitte oder Danke" sagen, lächeln – es gibt Menschen, die dies alles beherrschen und von Hause aus mitbringen. Es gibt andere, denen muss ihr Verhalten deutlich gemacht werden; man muss hoffen, dass sie lernfähig sind. In Fortbildungskursen und mit Fachbüchern kann ihnen ggf. geholfen werden.

Zahnmediziner und ZFAs arbeiten in einem Dienstleistungsberuf. Die Patienten kommen freiwillig in die Praxis, und wenn sie nicht gut und freundlich behandelt werden, dann bleiben sie schnell weg! Ohne Patienten – keine Arbeit – kein Verdienst!

Was aber soll in den **Berichtsheft-Ordner**?
Kopien von Fachliteratur? Bitte keine Romane, denn wer soll das alles lesen.

Vorschlag: Ausbilder/Ausbildender und Azubi führen ein Ausbildungsgespräch zum Thema „Konflikte vermeiden mit Patienten, Kollegen und Vorgesetzten".

## c) Durch situationsgerechtes Verhalten zur Lösung von Konfliktsituationen beitragen

Siehe 4.2 a und b).

Hinweis an die Teamchefs: Loben Sie Ihre Mitarbeiter, wenn sie sich situationsgerecht und diplomatisch verhalten haben. Trösten Sie, wenn´s mal nicht geklappt hat – man lernt auch aus Erfahrung und kann es dann nächstes Mal besser machen.

Der Autor weiß auch an dieser Stelle nicht, was in den **Berichtsheft-Ordner** geschrieben werden soll, außer:

„Die Auszubildende verfügt schon über ein gutes Maß an Empathie und wird durch weitere Lebenserfahrung sicher hinzugewinnen."

## 4.3 Informations- und Kommunikationssysteme

b) Informations- und Kommunikationssysteme effizient zur Bearbeitung unterschiedlicher Praxisvorgänge, insbesondere bei der Patientenaufnahme, der Patientenbetreuung, der Behandlungsassistenz, der Praxisorganisation und -verwaltung sowie der Abrechnung von Leistungen anwenden

In den **Berichtsheft-Ordner**:
- Liste der Hardware (Aufgabe 4.3 a) erweitern um Telefonanlage, Fax, Anrufbeantworter, Fotokopierer, Wartezimmer-TV-Video, Patienten-Infos als Video/CD/DVD, Notebooks
- Liste der Software: Textverarbeitung, Abrechnungsprogramme, Scanner-Programme, usw.
- Liste, was die Azubis bereits „anwenden" bzw. was sie noch lernen müssen (z. B. Leistungserfassung, HKPs, Materialverwaltung, Recall-System, Homepage-Pflege, E-Mails checken, Rechnungs- und Mahnwesen).

c) Fehlerrisiken und Fehlerfolgen erkennen und einschätzen

„Wo gehobelt wird, fallen Späne." „Nimm dir nix vor, da schlägt dir nix fehl." Menschen machen Fehler, aber wer sich beim Lernen nicht konzentriert, sich ablenken lässt, zu wenig schläft, abgespannt ist, Alkohol oder Drogen konsumiert usw., der macht leichter Fehler. Doch soll diese Aufgabe dazu dienen, „Aufsätze" über diese Binsenweisheiten zu schreiben oder aufzulisten, was eine ZFA alles an Gefahren heraufbeschwören kann?

- Lippe nicht korrekt abgehalten – Turbinenschleifer zerfetzt Gewebe und richtet Blutbad an
- Eigenmächtig „Abdruck" genommen – Patient aspiriert Alginat
- Falsche Leistungserfassung – Privatpatient ärgert sich über Rechnung
- Befestigungszement falsch dosiert – Patient verschluckt Brücke
- Bunsenbrenner im Labor unbeaufsichtigt brennen lassen ...

Es ließe sich ein beachtlicher Katalog an Horrorszenarien erstellen.

In den **Berichtsheft-Ordner:**
„Azubi und Ausbildender führen ein Gespräch über Fehlerrisiken und -folgen bei der Arbeit in der Zahnarztpraxis."

## d) Informationen beschaffen und nutzen

Wieder eine Aufgabenformulieren, zu der man nur sagen kann: „Richtig, gute Idee." Wäre ja auch schade, wenn man Informationen beschafft und sie absichtlich nicht nutzt. Wo kann man Informationen beschaffen: Bundesnachrichtendienst, CIA, Bücherhalle, Lexikon, Internet, Berufsschullehrer, KZV, Kammer, Dentalhandel, ...

Gute Fleißarbeit. Wie nutzt man Informationen? Durch nachdenken? Durch handeln? Was ist Erkenntnis? Das Berichtsheft als philosophisches Werk!

## e) Fachliteratur und andere Informationsangebote nutzen

In den **Berichtsheft-Ordner**:

Der Ausbildende überzeugt sich davon, dass die Auszubildende Fachliteratur und andere Fortbildungsangebote „nutzt". Wer „Fleißpunkte" sammeln will, kann aufzählen, welche Titel und Angebote genutzt werden.

## 4.4 Datenschutz und Datensicherheit

### b) Daten pflegen und sichern

Branchensoftware und auch die PCs müssen gewartet werden. Dazu gehören Updates. Datensicherungsprogramme sollen die Daten auf externen Datenträgern speichern, damit bei defekter Hard- oder Software keine Daten verloren gehen.

In den **Berichtsheft-Ordner:**
„Auszubildende und Ausbilder führen am … ein Gespräch zu den Aufgaben 4.4 a–d)."

(Unterschriften)

Bescheinigung: Die Auszubildende kennt die praxisübliche Datenpflege und Sicherung.

### c) Datentransfer gesichert durchführen

Daten, die unter Datenschutz stehen, dürfen nicht ungesichert versendet werden. Für den Internetverkehr gibt es Verschlüsselungsprogramme. Die KZVen verlangen bestimmte Verschlüsselungen, die von den Praxissoftware-Anbietern eingepflegt werden – sonst bekämen diese Programme keine Abrechnungs-Zulassung.

In den **Berichtsheft-Ordner:**
„Auszubildende und Ausbilder führen am … ein Gespräch zu den Aufgaben 4.4 a–d). Die Auszubildende wurde in die gesicherte Datenübertragung der Praxis eingewiesen."

(Unterschriften)

## d) Dokumente und Behandlungsunterlagen sicher verwahren

Karteikarten, Dateien, Arztbriefe, Befunde, Laborauftragszettel, Röntgenbilder usw. sollen gesichert aufbewahrt werden. Dabei können nicht alle genannten Dinge in Safes gesichert werden. Abschließbare Schränke sollten ausreichen, aber ein Dieb mit genügender krimineller Energie wird einen Schrank schon aufbrechen. Wichtig ist das Abhalten von „Gelegenheitsdieben" und „Neugierigen"; daher sollten Karteischränke nicht auf Fluren oder in Wartebereichen oder im Kellerverschlag mit simplem Vorhängeschloss stehen. Unterlagen, Notebooks oder kleine PCs sollten nicht unbeaufsichtigt im Empfangsbereich der Praxis zum Mitnehmen einladen. Den ZFAs und allen Azubis sollte deutlich werden, dass die Arbeitsanweisungen zur Datensicherheit und die Schweigeverpflichtung keine Lappalien sind, sondern ernst gemeint.

In den **Berichtsheft-Ordner:**
„Auszubildende und Ausbilder führen am ... ein Gespräch zu den Aufgaben 4.4 a–d). Die Auszubildende wurde in die gesicherte Verwahrung von Dokumenten und Behandlungsunterlagen eingewiesen."

(Unterschriften)

# 5 Patientenbetreuung

## Inhalt

c) Verantwortungsbewusst beim Aufbau einer Patientenbindung mitwirken

d) Beschwerden von Patienten entgegennehmen und Lösungsmöglichkeiten anbieten

e) Besonderheiten im Umgang mit speziellen Patientengruppen, insbesondere mit ängstlichen, behinderten, älteren und pflegebedürftigen Personen, Risikopatienten und Kindern beachten

## c) Verantwortungsbewusst beim Aufbau einer Patientenbindung mitwirken

Wenn die Mehrzahl der Patienten die Praxis nur einmal aufsucht und anschließend nicht wiederkommen will, hat die Praxis schnell ein wirtschaftliches Problem.

Alle Teammitglieder wirken beim Aufbau einer Patientenbindung mit. Der Zahnarzt kann noch so beliebt sein und sorgfältig arbeiten – wenn der Patient bei der Terminvereinbarung am Telefon immer auf eine mürrische Person trifft, unhöflich behandelt wird und nie einen Wunschtermin erhält, dann wird er sich eine neue Praxis suchen.

### Der erste Kontakt

erfolgt meist am Telefon oder bei der Anmeldung. Ein Merksatz lautet: „Den ersten Eindruck kann niemand ein zweites Mal machen." Nun gut, wenn es beim ersten Kontakt einmal hakt, dann kann durch Zuvorkommen und besondere Höflichkeit sicher etwas gut gemacht werden. Trotzdem ist es besser, wenn sich jedes Teammitglied jeden Tag Mühe gibt, freundlich und höflich zu sein.

### Namen des Patienten nennen

Jeder Patient sollte das Gefühl haben, dass er als Persönlichkeit und nicht als Fall Nr. 299 wahrgenommen wird. Der Name des Patienten ist daher äußerst wichtig und sollte sofort notiert werden. Bei Verständigungsproblemen sollte man nochmals nachfragen, sich den Namen buchstabieren lassen und ggf. die Aussprache üben. Übertrieben wäre es, den Namen am Ende jedes Satzes einfließen zu lassen, aber es schmeichelt dem Patienten, wenn man ihn „kennt" und dies zeigt, indem man ihn beim Namen nennt.

## Ordnung, Sauberkeit, „adrett sein"

Welke Blumen im Wartezimmer, zerfledderte alte Zeitschriften, Staubflusen in den Ecken, Toilette ohne Papierhandtuch, flackernde Glühbirnen im Flur, Spinnennetz in der Hängelampe, ZFAs mit Rö-Entwickler-Flecken auf den Polo-Shirts, Ränder von klebrigen Kaffeebechern auf dem Tresen, Schmutz unter den Fingernägeln der ZFA beim Eintragen ins Bonusheft – ein Alptraum für jeden Patienten.

Ein Patient weiß nicht, ob der Steri wirklich funktioniert oder ob die Desinfektionsmittel zugelassen sind, aber ob die Praxis sauber und aufgeräumt wirkt, das kann er schnell feststellen, besonders falls er warten muss und viel Zeit zum Gucken hat.

## Patienten loben

Lob ist für jeden Menschen eine positive Erfahrung, auch für Patienten. Loben kann jedes Teamglied:
- „Da waren Sie aber sehr geduldig/tapfer/verständnisvoll."
- „Gut, dass Sie rechtzeitig kommen."
- „Sie sind immer so freundlich/gut gelaunt, das freut mich sehr."

Natürlich muss ein Lob oder Kompliment passen und darf nicht unangemessen sein (die weißen, zu hellen Kronen passen sehr gut zu ihrer kränklichen Gesichtsfarbe). Doch das versteht sich ja von selbst.

Aufgabe für den **Berichtsheft-Ordner:**
Gehen Sie mit den Augen eines Patienten durch die Praxisräume, setzen Sie sich hin, verweilen Sie und schauen Sie sich die Praxis an, **machen Sie sich Notizen**, prüfen Sie, ob das ausliegende Info-Material (Praxisbroschüre) noch zeitgemäß ist, und besprechen Sie die Notizen mit dem Ausbilder.

## d) Beschwerden von Patienten entgegennehmen und Lösungsmöglichkeiten anbieten

„Der Kunde ist König" heißt es im Dienstleistungsgewerbe. Wenn ein Patient sich beschwert, ist die Gefahr groß, dass es nachhaltigen Ärger gibt. Verhaltensforscher haben herausgefunden: Wenn sich jemand über eine Sache/Person ärgert, erzählt er dies meist 5 bis 7 Personen; wenn er sich über etwas freut, erzählt er dies nur dreien.

Also: Beschwerden ernst nehmen und wenn irgend möglich, Verständnis zeigen, Abhilfe anbieten, Lösungsweg suchen. Falsch wäre der Gegenangriff: „Sie wollten doch die zu helle Zahnfarbe, da haben Sie selbst schuld."

Zunächst muss die ZFA/Auszubildende einschätzen, ob die Sachlage von ihr oder dem Zahnarzt selbst zu klären ist. Im Falle von Zahnfarben sollte der Teamchef hinzugezogen werden:

„Frau Schön, ich habe Verständnis, wenn Sie mit der Zahnfarbe nicht zufrieden sind. Ich kann dies aber nicht so genau beurteilen. Die Farbe ist eine wichtige Sache. Da gibt es sicher eine Möglichkeit, denn Herr Dr. Zahn hat ja schon so lange Erfahrung. Er wird sicher gleich kommen und Sie beraten."

Grundsätzlich bei Problemen einmal einen Gleichklang versuchen: „Ich stimme Ihnen zu, wenn die Rechnung zu hoch ausfällt, ist das ärgerlich. Lassen Sie uns gemeinsam die Unterlagen durchgehen, ob da vielleicht ein Rechenfehler vorliegt oder eine Aufklärung fehlt."

Zuversichtlich sein: „Da gibt es bestimmt eine Lösung des Problems."

Und wenn es keine Lösung gibt: Hilfe holen „Darf ich Sie gleich zurückrufen?/Nehmen Sie bitte Platz./Können Sie ggf. morgen wiederkommen? Ich muss Frau XY/Frau Doktor die Sachlage schildern, damit wir zu einer Lösung kommen."

**Berichtsheft-Ordner:**
Schilderung eines Beispielfalles.

## e) Besonderheiten im Umgang mit speziellen Patientengruppen, insbesondere mit ängstlichen, behinderten, älteren und pflegebedürftigen Personen, Risikopatienten und Kindern beachten

Besonderheiten sollen beachtet werden? Spezielle Patientengruppen – wer soll das sein? Hier wird wieder eine Aufgabe konstruiert, sollen Binsenweisheiten durchgekaut werden. Na gut; wer´s denn will.

**Ängstliche Patienten:** Wie kann man mit ihnen „besonders" umgehen? Bitte Stichworte aufzählen.

**Behinderte Patienten:** blind, taub, gelähmt, Armamputierter usw., was muss beachtet werden? Stichworte ...

**Alt?** Muss nichts heißen!

**Pflegebedürftig:** Dement? Mit amtlichem Betreuer? Transportfähig? Multimorbide?

**Risikopatienten:** Immunsupprimierte? Frischer Herzinfarkt? Schwangerschaft am Ende des 9. Monats? Bluter? AIDS? Offene

Tuberkulose? Schwerer Asthmatiker? Manisch depressiver Patient? Choleriker mit Waffe? Da gibt es viel zu beachten.

**Kinder:** Kleinkind/Vorschule/Schule/Jugendlicher? Ist nicht jedes Kind anders? Es versteht sich von selbst, dass ein dreijähriges Kind anders als ein Erwachsener behandelt werden muss und dass es meist in Begleitung eines Elternteils kommt. Ein Achtjähriger kann ruhiger und verständiger sein als ein pubertierender Teenager. Muss hier jedes Alter mit Besonderheiten versehen werden?

Ein wacher Verstand und ein gutes Beobachtungsvermögen sichern einen verständnisvollen Umgang und führen zu Lebenserfahrung. Der Autor weiß nicht, was hier alles aufgeschrieben und durchgesprochen werden soll; man kann Romane schreiben oder ins Berichtsheft eintragen: „Besonderheiten im Umgang mit speziellen Patientengruppen, insbesondere mit ängstlichen, behinderten, älteren und pflegebedürftigen Personen, Risikopatienten und Kindern werden von Ausbilder und Auszubildenden beachtet." Die Aufgabe lautet „Besonderheiten ... beachten".

Im **Berichtsheft-Ordner** könnte ein Attest/schriftliches Lob abgeheftet werden:

„Aufgabe 5 e): Frau Azu Biene beachtet die Besonderheiten im Umgang mit speziellen Patientengruppen schon sehr gut. Ihre Erfahrungen wurden in einen Ausbildungsgespräch thematisiert."

Wer noch mehr will, kann einen Erfahrungsbericht schreiben: „Meine Erfahrungen mit der gehörlosen Patientin Frau M."

# 6 Grundlagen der Prophylaxe

## Inhalt

b) Ziele der Individual- und Gruppenprophylaxe erläutern, bei der Gruppenprophylaxe mitwirken

c) Patienten die Möglichkeiten der Karies- und Parodontitisprophylaxe, insbesondere Mundhygiene, zahngesunde Ernährung und Fluoridierung erklären und zur Mundhygiene motivieren

d) Zahnbeläge sichtbar machen, dokumentieren und bei der Diagnostik von Zahnbelägen und Methoden der Kariesrisikobestimmung mitwirken

e) Patienten über Zahnputztechniken instruieren, über geeignete Hilfsmittel zur Mundhygiene informieren und ihre Anwendung demonstrieren

f) Mundhygiene von Patienten überwachen, insbesondere Zahnputzübungen durchführen, Plaquereduktion kontrollieren und Patienten remotivieren

g) Bei lokalen Fluoridierungsmaßnahmen mitwirken

## b) Ziele der Individual- und Gruppenprophylaxe erläutern, bei der Gruppenprophylaxe mitwirken

Ziel der Prophylaxe ist die Gesunderhaltung. Die Individualprophylaxe berücksichtigt individuelle Gegebenheiten, besondere Probleme und Bedürfnisse des Patienten. Die Gruppenprophylaxe nutzt die Situation, dass eine Gruppe kostengünstiger mit Informationen und auch mit Materialien versorgt werden kann und gewisse Vereinfachungen bei Reihenuntersuchungen, dem Einüben von Hygiene-Techniken und bei der Durchführung von Behandlungen (Fluoridierung) entstehen.

**Berichtsheft-Ordner:**
- Ziele der Individualprophylaxe auflisten
- Ziele der Gruppenprophylaxe auflisten
- Stichworte für einen Besuch im Kindergarten (Liste der mitzunehmenden Gegenstände, Materialien usw.)
- ggf. Erstellung eines Konzeptes zur Vorbereitung und Durchführung von einer Zahnputz- und Fluoridierungsaktion im Kindergarten inkl. Einwilligungsbescheinigungen

## c) Patienten die Möglichkeiten der Karies- und Parodontitisprophylaxe, insbesondere Mundhygiene, zahngesunde Ernährung und Fluoridierung erklären und zur Mundhygiene motivieren

Oh, wie hoch gegriffen haben die Texter dieser Aufgabe. Azubis sollen erklären und motivieren! Welcher Auszubildende ist sprachlich und rhetorisch so gewandt, dass ihm diese Aufgabe übertragen wird, für die fertige ZFAs Fortbildungskurse absolvieren müssen. Und wie oft fehlt dann die Compliance bei Patienten.

Nun gut, früh übt sich, wer einmal Meister werden will.

1. Schritt: Azubi sammelt Fakten, guckt sich übliche Praxiskonzepte an, befragt ZFAs und Zahnarzt.

2. Schritt: Azubi probt Konzept im Rollenspiel und erhält Feedback vom Ausbilder

3. Schritt: Azubi probt Konzept bei willigem Patienten unter ZFA-Aufsicht

Alles wird im **Berichtsheft-Ordner** dokumentiert.

## d) Zahnbeläge sichtbar machen, dokumentieren und bei der Diagnostik von Zahnbelägen und Methoden der Kariesrisikobestimmung mitwirken

Nach dem Zahnheilkundegesetz und der Berufsordnung muss der Zahnarzt sich überzeugen, dass die Person, an die zahnmedizinische Leistungen delegiert werden, für die Erbringung geeignet und aus- bzw. fortgebildet ist. An Azubis kann nicht delegiert werden. Aber sie sollen ausgebildet werden. Und dies kann unter permanenter Kontrolle auch Delegationsleistungen umfassen.

1. Schritt: Azubi sammelt Fakten, guckt sich übliche Praxiskonzepte an, befragt ZFAs und Zahnarzt.

2. Schritt: Azubi erprobt die Sichtbarmachung von Zahnbelägen vor dem Spiegel im Selbstversuch und erhält Feedback vom Ausbilder.

3. Schritt: Azubi probt Konzept bei willigem Patienten (Freund/Verwandten/Kollegen) unter ZFA-Aufsicht.

Alles wird im **Berichtsheft-Ordner** dokumentiert. Üblicher Plaque-Index wird angegeben. Index zur „Risiko-Bestimmung" wird aufgeführt (Formular, Kopie).

## e) Patienten über Zahnputztechniken instruieren, über geeignete Hilfsmittel zur Mundhygiene informieren und ihre Anwendung demonstrieren

Dies ist nun wirklich Praxis-Sache: Was gibt der Teamchef vor? Führen mehrere Weg nach Rom?

- Zahnputztechnik manuell oder maschinell?
- Wie soll das Borstenfeld aussehen? Solo-Bürste? Planes Borstenfeld?
- Wegen allgemeiner Zunahme von Gingiva-Retraktion/ Rezession/Abrasion/Erosion/keilförmigen Defekten raten viele Experten derzeit zu weichen Borsten – aber wie misst man das?

Was steht auf der Empfehlungsliste der Praxis?
Womit kann demonstriert werden? Sind Modelle vorhanden?

**Berichtsheft-Ordner**:
- Konzept der Praxis erläutern
- Patienten-Infos, Broschüren
- Zahl der Patienten nennen, die die Auszubildende informiert und instruiert hat

### f) Mundhygiene von Patienten überwachen, insbesondere Zahnputzübungen durchführen, Plaquereduktion kontrollieren und Patienten remotivieren

Siehe schrittweise Herangehensweise bei 6 a–d); geeignete Hilfsmittel auflisten, schriftliche Patienten-Infos beifügen; Plaque- und Blutungsindizes kennen (Blutungsindex ist invasiv und darf nur an geeignetes Fachpersonal delegiert werden!).

### g) Bei lokalen Fluoridierungsmaßnahmen mitwirken

Was heißt das nun? Absaugen, trockenlegen, zureichen? Oder selbst dosieren und auftragen? Dies ist nur unter permanenter Aufsicht möglich (siehe Delegationsrichtlinien).

Im **Berichtsheft-Ordner** abheften:
- Gebrauchsanweisung/Beipackzettel F-Präparat
- Leitlinie der DGZMK
- Bema-Abrechnungskommentar

# 7 Durchführen begleitender Maßnahmen bei der Diagnostik und Therapie unter Anleitung und Aufsicht des Zahnarztes/der Zahnärztin

## Inhalt

**7.1 Assistenz bei der zahnärztlichen Behandlung**

d) Bei therapeutischen Maßnahmen von Mundschleimhauterkrankungen sowie Erkrankungen und Verletzungen des Gesichtsschädels assistieren, Behandlungsabläufe dokumentieren

e) Bei parodontalen Behandlungsmaßnahmen assistieren, insbesondere Arzneimittel, Werkstoffe und Materialien vorbereiten und verarbeiten, Instrumente handhaben und Behandlungsabläufe dokumentieren

f) Bei präventiven und therapeutischen Maßnahmen von Zahnstellungs- und Kieferanomalien assistieren

g) Bei prothetischen Behandlungsmaßnahmen assistieren, insbesondere Arzneimittel, Werkstoffe und Materialien vorbereiten und verarbeiten, Instrumente und Geräte handhaben, instrumentieren und Behandlungsabläufe dokumentieren

h) Bei Abformungen assistieren; Planungs- und Situationsmodelle, Hilfsmittel zur Abformung und Bissnahme herstellen

i) Erwünschte und unerwünschte Wirkungen von Arzneimitteln, Werkstoffen und Materialien beachten; Verordnung von Arzneimitteln vorbereiten und auf Anweisung abgeben

## 148 Durchführen begleitender Maßnahmen

**NACH ZWISCHENPRÜFUNG**

### 7.2 Röntgen und Strahlenschutz

a) Funktionsweise von Röntgengeräten in der ausbildenden Praxis erklären

b) Physikalisch-technische Grundlagen der Erzeugung von Röntgenstrahlen und der biologischen Wirkung von ionisierenden Strahlen erklären

c) Maßnahmen des Strahlenschutzes für Patienten und Personal durchführen

d) Intra- und extraorale Aufnahmetechniken nach Anweisung und unter Aufsicht des Zahnarztes anwenden

e) Befragungs-, Aufzeichnungs-, Belehrungs-, Kontroll- und Dokumentationspflichten beachten; entsprechende Maßnahmen durchführen

f) Film- und Bildverarbeitung durchführen

g) Bei Maßnahmen zur Fehleranalyse und Qualitätssicherung mitwirken

## 7.1 Assistenz bei der zahnärztlichen Behandlung

d) Bei therapeutischen Maßnahmen von Mundschleimhauterkrankungen sowie Erkrankungen und Verletzungen des Gesichtsschädels assistieren, Behandlungsabläufe dokumentieren

Falls keine Verletzten „reinkommen", selbst welche produzieren ... Verzeihung, der Schwarze Humor hat sich in den Text geschlichen.

Wahrscheinlich werden diese Erkrankungen, Verletzungen und Behandlungsmaßnahmen großenteils eher theoretisch abzuhandeln sein, ggf. an „alten Fällen" der Praxis, vielleicht auch nur anhand von Lehrbüchern. An BG- und Schulunfälle denken, Anfragen von Versicherungen problematisieren.

**Berichtsheft-Ordner:**
- Unfall-Befundbogen
- Behandlungsprotokolle inkl. Abrechnungspositionen
- Liste von häufiger vorkommenden Mundschleimerkrankungen
- Kopie von Biopsie-Befundberichten (anonymisiert)
- Atlas der Mundschleimhauterkrankungen nennen (ggf. Internet-Übersicht)
- Beipackzettel für Therapeutika und Medikamente

### e) Bei parodontalen Behandlungsmaßnahmen assistieren, insbesondere Arzneimittel, Werkstoffe und Materialien vorbereiten und verarbeiten, Instrumente handhaben und Behandlungsabläufe dokumentieren

Ausbildungsgespräch zum Thema Parodontitis, unterschiedliche Diagnosen, akuter oder chronischer Verlauf, Ursachen, Behandlungskonzepte „Full-mouth-disinfection", geschlossenes oder offenes Vorgehen; mikrobiologische Keimspektrum-Analyse, Antibiotika-Therapie.

**Berichtsheft-Ordner:**
- Gesprächsprotokoll zu parodontalen Behandlungsmaßnahmen
- Behandlungsprotokolle geschlossenes/offenes Vorgehen
- Aufdeckliste
- Beipackzettel
- PAR-Befundbogen-Bespiel
- Aufbereitung von Küretten und Scalern schildern
- Patienten-Info/Aufklärung kopieren
- Analyse mikrobiologisches Keimspektrum

### f) Bei präventiven und therapeutischen Maßnahmen von Zahnstellungs- und Kieferanomalien assistieren

Ausbildungsgespräch zum Thema Zahnstellungs- und Kieferanomalien, präventive und therapeutische Maßnahmen; Facharztausbildung, Überweisungswesen.

Die Aufgabe fokussiert auf „assistieren", d. h. ggf. Abdrucknahme, Einweisung von Eltern und Kind in den Gebrauch von Mundvorplatte oder Gaumenplatte mit Zungengitter, Abgewöhnung von „Angewohnheiten", Nuckeln. Ggf. operative Techniken wie Lippen- oder Zungenband versetzen.

**Berichtsheft-Ordner:**
- Gesprächsprotokoll
- Überweisungsformular KFO oder Kieferchirurg (Bandplastik)
- Gebrauchsanweisung konfektionierte Apparatur, Mundvorhofplatte/Zungengitter
- ggf. Protokoll von Hospitation in KFO-Praxis

g) **Bei prothetischen Behandlungsmaßnahmen assistieren, insbesondere Arzneimittel, Werkstoffe und Materialien vorbereiten und verarbeiten, Instrumente und Geräte handhaben, instrumentieren und Behandlungsabläufe dokumentieren**

Eigentlich sieht die Aufgabe ja harmlos aus, zumal das Stichwort „assistieren" ist. Sinnvolle Tätigkeiten wie assistieren, vorbereiten, verarbeiten, handhaben und dokumentieren erfordern aber auch Verständnis der Zusammenhänge. Der Verfasser schlägt 7 Ausbildungsgespräche für folgende 7 Fälle vor:
- Einzelkrone
- Interimsersatz
- Brückenversorgung
- Modellguss-Teilprothese
- Vollprothese
- Erweiterung
- Unterfütterung

Wer mehr will, soll mehr reden und protokollieren (Teleskop-Versorgung, Implantat-Suprakonstruktionen, ...) und schon Abrechnungspositionen dazu nehmen.

**Berichtsheft-Ordner:**
- 7 Behandlungsprotokolle für Einzelkrone, Interimsersatz, Brückenversorgung, Modellguss-Teilprothese, Vollprothese, Erweiterung, Unterfütterung

## h) Bei Abformungen assistieren; Planungs- und Situationsmodelle, Hilfsmittel zur Abformung und Bissnahme herstellen

Gespräche zu den Themen:
- Abformungen, Materialien, Löffelauswahl, Desinfektion, Lagerung
- Gipsmodelle herstellen, Unterschied Planungsmodell/Sägemodell
- individueller Löffel, Funktionslöffel, Biss-Schablonen, Pfeilwinkel-Registrat

**Berichtsheft-Ordner:**
- Protokolle der Gespräche
- Arbeitsanweisung „Gipsmodell-Herstellung"
- Hinweis zur Verarbeitung/Beipackzettel „Gips"
- Fotos der von der Auszubildenden erstellten Modelle, Löffel, Schablonen
- ggf. Hospitationsbericht „Zahntechnisches Labor", Gipsabteilung

## i) Erwünschte und unerwünschte Wirkungen von Arzneimitteln, Werkstoffen und Materialien beachten; Verordnung von Arzneimitteln vorbereiten und auf Anweisung abgeben

Ausbildungsgespräch anhand der von der BZÄK und KZBV herausgegebenen „Informationen über Zahnärztliche Arzneimittel" (als Suchbegriff im Internet nutzen bzw. http://www.bzaek.de/berufsstand/arzneimittelkommission/information-zahnaerztliche-arzneimittel-iza.html) und dem „Formblatt für die Meldung von Vorkommnissen und Beinahevorkommnissen bei der Anwendung von Medizinprodukten in der Zahnheilkunde" aus dem Internet laden oder aus ZM kopieren. Formelle Vorgaben für ein Kassenrezept/Privat-Rezept/Sprechstundenbedarf besprechen.

**Berichtsheft-Ordner:**
- Rezept für Kassenpatient Mustermann
- Rezept für Privatpatient Mustermann
- Sprechstundenbedarf
- Formblatt für die Meldung von Vorkommnissen und Beinahevorkommnissen bei der Anwendung von Medizinprodukten in der Zahnheilkunde

## 7.2 Röntgen und Strahlenschutz

### a) Funktionsweise von Röntgengeräten in der ausbildenden Praxis erklären

Röntgenstrahlen werden in einer Röntgenröhre (Glühkathodenröhre) erzeugt. Es handelt sich um einen luftleeren Glaszylinder, in dem zwei Metallelektroden auf Abstand fixiert sind. Bei dem negativen Pol (= Kathode) handelt es sich um einen Wolframdraht, der mit einem gesonderten Heizstrom zum Glühen gebracht wird. Es wird eine elektrische Spannung (Hochspannung) angelegt; nun werden Elektronen freigesetzt, die in Richtung des positiven Pols (= Anode) beschleunigt werden. Durch den Aufprall der Elektroden wird Bewegungsenergie in Wärme- und Strahlungsenergie umgewandelt. Je höher die Spannung, desto schneller beschleunigen die Elektronen in dem Glaszylinder und desto kurzwelliger wird die Röntgenstrahlung (besseres Durchdringungsvermögen). Die Röntgenröhre ist von einem Bleigehäuse umschlossen, das Röntgenstrahlen nur durch ein „Fenster" als Nutzstrahlenbündel austreten lässt. Langwellige (biologisch belastendere) Strahlen werden durch einen Filter (Aluminiumscheibe bestimmter Dicke) im „Fenster" absorbiert.

### Dentalröntgengerät mit Tubus

Für intraorale Zahnfilme oder elektronische Sensoren in Zahnfilmgröße (für Zähne bzw. Kieferareale) und extraorale Kassettenaufnahmen (für Schädelteile oder Handgelenke) steht das Dentalröntgengerät zur Verfügung. Die Strahlen passieren nach dem Austritt aus dem Fenster einen Kunststofftubus (früher spitz; jetzt zylindrisch-röhrenartig oder rechteckig kastenförmig), in dem eine Lochblende aus Blei eingearbeitet ist; diese Blende begrenzt das Nutzstrahlenfeld und vermindert die Streustrahlenbelastung. Die Länge des Tubus ist vorgegeben und bestimmt den Mindestabstand zur Körperoberfläche. Die Bestrahlungszeit (Expositionszeit) wird durch eine Schaltuhr/ einen elektronischen Schalter je nach Körperbezirk oder/und Aufnahmetechnik und Gewicht/Größe des Patienten vorgewählt. Der Auslöseschalter muss sich von einem sicheren Standpunkt außerhalb des Kontrollbereichs bzw. hinter einer abgeschirmten strahlensicheren Wand auslösen lassen. Ein Generator regelt die 220 Volt des öffentlichen Stromnetzes auf 50–90 Kilovolt herauf (je nach Bauart und Typ). Schwankungen der Netzspannung sollen dabei elektronisch ausgeglichen werden.

## Orthopantomograph oder „Panoramaröntgengerät"

Für extraorale Orthopantomogramme oder Panoramaschichtaufnahmen fahren Film- (mit Verstärkerfolie in einer Kassette) bzw. elektronischer Sensorhalter einerseits und Röntgenröhre andererseits in einem wenige Sekunden dauernden Bewegungsablauf dicht um den Kopf des Patienten. Durch den vorgegebenen Abstand Röhre – Patient – Film/Sensor wird eine „Schicht" des durchstrahlten Gebietes scharf abgebildet, während andere durchstrahlte Bezirke durch die Bewegungsunschärfe keine Konturen bilden. Entfernt vergleichbar wäre vielleicht, aus einem fahrenden Auto ein parallel fahrendes Auto zu fotografieren, während die Landschaft davor und dahinter nicht mehr wahrnehmbar verschwimmt.

Da der Vorgang einige Sekunden dauert, muss der Kopf des Patienten sicher und verwackelungsfrei fixiert werden. Bestimmte gerätespezifische Einstellungen und Programme helfen beim Finden der richtigen Position des Patientenkopfes und der passenden Expositionszeit.

Meist gibt es elektronische Zusatzprogramme für die Geräte, die bestimmte andere Schichten oder Areale des Schädels abbilden (z. B. Kiefergelenk) oder auch sogenannte Fernröntgenaufnahmen (Profilaufnahme des Schädels für kieferorthopädische Vermessungen) liefern.

**Berichtsheft-Ordner:**
- Protokoll des Ausbildungsgesprächs
- Prospekt des in der Praxis benutzen Gerätes oder Kopie daraus
- Auszug aus Bedienungsanleitungen

### b) Physikalisch-technische Grundlagen der Erzeugung von Röntgenstrahlen und der biologischen Wirkung von ionisierenden Strahlen erklären

Zur Aufgabe siehe auch 7.2 a).

Röntgenstrahlen sind unsichtbar. Sie durchdringen feste Materialien bestimmter Stärke und Zusammensetzung und werden beim Durchtritt geschwächt. Metalle werden nur schlecht oder gar nicht durchdrungen.

Röntgenstrahlen haben eine fotochemische Wirkung. Filme werden durch Röntgenstrahlen geschwärzt; daher erscheinen undurchdringliche Metallfüllungen oder Kronen/Brücken auf zahnmedizinischen Aufnahmen weiß, denn der Film kann dort nicht geschwärzt werden.

Statt der Filme können auch strahlenempfindliche elektronische Sensoren eingesetzt werden, die per Computer und Bildschirm ein Bild erzeugen. Um diese Bilder den klassischen Röntgenbildern gleichzusetzen und die „Sehgewohnheiten" bei der Diagnose nicht zu verändern, wird auch hier die durchstrahlte Materie umso weißer dargestellt, je weniger sie durchstrahlt wurde.

Röntgenstrahlen erregen eine Lumineszenz (ein Aufleuchten) bestimmter Substanzen. Dieses Phänomen hat man früher für „Leuchtschirm-Geräte" genutzt, welche aber wegen zu hoher Strahlenbelastung nicht mehr genutzt werden.

Die biologische Wirkung von Röntgenstrahlen/ionisierenden Strahlen hängt ab von
- der Wellenlänge
- der Einwirkungsdauer
- der Dosis
- der Größe/des Volumens des bestrahlten Gewebes
- der Empfindlichkeit des Gewebes (hohe Zellteilungsrate = schnelles Wachstum = größere Empfindlichkeit)

Röntgenstrahlen sind ionisierende Strahlen; sie können Wassermoleküle in Zellen zu zellschädigendem Wasserstoffsuperoxid spalten. Trifft eine Strahlung eine zufällig gerade in Zellteilung befindliche Zelle, kann die DNA (der Zellbauplan) geschädigt werden. Als Folge kann die Zellfunktion gestört sein, sie kann absterben oder bösartig entarten. Ionisierende Strahlen können daher auch zur Desinfektion/Sterilisation eingesetzt werden, da Bakterien durch Bestrahlung absterben. Bei einer Überdosierung kann die Haut Symptome einer Verbrennung aufweisen.

Tumoren haben meist eine hohe Zellteilungsrate; hier wird die Bestrahlung eingesetzt, um die Tumorzellen zu zerstören. Keimdrüsen (Hoden, Eierstöcke) und befruchtete Eizellen, Föten und Embryonen müssen vor Röntgenstrahlen besonders geschützt werden.

Jeder Mensch ist aber einer „natürlichen" Strahlung ausgesetzt; aus dem Kosmos trifft Strahlung auf die Erdoberfläche (je höher man lebt, desto höher die Grundbelastung) und aus radioaktiven Böden, Gesteinen und Gasen tritt ebenfalls Strahlung aus.

Neben den medizinisch begründeten Quellen einer „künstlichen" Strahlungsbelastung gibt es weitere Quellen aus bestimmten technischen Geräten und Kraftwerken und Abfällen.

**Berichtsheft-Ordner:**
Gesprächsprotokoll; ggf. zusammen mit 7.2 c).

### c) Maßnahmen des Strahlenschutzes für Patienten und Personal durchführen

Die Röntgenverordnung verlangt die regelmäßige Unterweisung des Personals im Strahlenschutz. Insofern müssen in der Praxis sowieso Aufklärungsmaterialien und Anweisungen vorhanden sein. Bevor Auszubildende Maßnahmen des Strahlenschutzes durchführen, sollten sie diese erklärt bekommen. In einem Ausbildungsgespräch sollten folgende Stichworte fallen:

- Kontroll- und Überwachungsbereich
- Strahlenschutzbeauftragter
- Strahlenschutzmaßnahmen für Patienten
- Strahlenschutzmaßnahmen für das Personal
- aktiver und passiver Strahlenschutz
- Sorgfalt bei Entwicklung und Lagerung/Speicherung von Filmen/Dateien

**Berichtsheft-Ordner:**
- Protokoll des Ausbildungsgesprächs
- Arbeitsanweisungen für Konstanzprüfungen/Rö-Aufnahmen
- Gebrauchsanweisungen für Filmhalter/Tubusblenden

## d) Intra- und extraorale Aufnahmetechniken nach Anweisung und unter Aufsicht des Zahnarztes anwenden

Das Anfertigen von Röntgenaufnahmen nach Indikationsstellung und auf Anweisung des Zahnarztes darf nur an Zahnmedizinische Fachangestellte mit bestandener Abschlussprüfung und bescheinigter Röntgenfachkunde delegiert werden.

Nun muss aber ein Azubi diese Techniken auch lernen. Am tollsten wäre natürlich ein dafür geeigneter Phantomkopf. Es geht auch ein knöcherner Schädel (die es für Anatomieprüfungen gibt), auch wenn dann die Weichteile fehlen; meist muss eine Halterung für den Schädel gebaut werden. Zur Not kann man sich auch mit extrahierten und langzeitdesinfizierten Zähnen behelfen, die man in einen Sockel aus Silikon als Kieferersatz steckt und daran Zahnfilm-Aufnahmen in verschiedenen Winkeleinstellungen übt und die Auswirkungen von Fehlern simuliert (gebogener Film, zu weiter Abstand des Filmes vom Zahn usw.).

Wenn die Theorie begriffen wurde, kann die Auszubildende auch praktisch am Patienten unterwiesen werden, wobei eine permanente Kontrolle und ggf. eine Korrektur erfolgen können.

**Berichtsheft-Ordner:**
Protokoll des Ausbildungsgesprächs mit den Stichworten: intraorale Aufnahmen, Bissflügel/Parallel- oder Rechtwinkeltechnik mit Regel-Filmhaltern; Ausnahme bei Würgereiz mit Spezialhalter in Halbwinkeltechnik; extraorale Aufnahmen, OPG, Kassetten-Schädelaufnahmen, ggf. Handwurzel-Rö.

### e) Befragungs-, Aufzeichnungs-, Belehrungs-, Kontroll- und Dokumentationspflichten beachten; entsprechende Maßnahmen durchführen

Hier sollten wieder die üblichen Informationen und Materialien für die Mitarbeiterbelehrungen, Arbeitsanweisungen, Rö-Patienten-Pässe, Konstanz-Prüf-Aufzeichnungen usw. für das Ausbildungsgespräch hinzugezogen werden.

**Berichtsheft-Ordner:**
- diversere Kopien und Muster
- Rö-Patientenpass
- Patienten-Befragung vor Aufnahmen
- Auszug aus Rö-Kontrollbuch
- Quittung von Entsorgungsunternehmen für Rö-Chemie
- Anweisung für Weitergabe von Rö-Filmen
- Anweisung hygienischer Behandlung von intraoralen Aufnahmen

### f) Film- und Bildverarbeitung durchführen

**Berichtsheft-Ordner:**
- Protokoll des Ausbildungsgesprächs über Filmaufbau, Entsorgung von Folien, Dunkelkammer-Arbeit bzw. Tageslichtvorsatz von Entwicklungsautomaten usw.
- Gebrauchsanweisungen, Arbeitsanweisungen
- Archivierungsmittel
- Quittung von Entsorgungsunternehmen für Entwicklungschemie
- usw.

## g) Bei Maßnahmen zur Fehleranalyse und Qualitätssicherung mitwirken

Eine kritische Betrachtung von in der Praxis angefertigten Bildern sollte erfolgen. Sind alle für die Diagnostik nötigen anatomischen Strukturen erkennbar? Wer keine Fehler macht und nichts zur Verbesserung vorfindet, der halte sich an Beispiele aus der Fachliteratur oder benutze die Suchmaschinen im Internet.

**Berichtsheft-Ordner:**
- mit Absicht falsch belichtete Konstanzprüfaufnahmen beifügen und kommentieren
- Prüfkörperaufnahmen bei verbrauchter Chemie
- Daten für Abnahmeprüfung oder Wiederholungsprüfung überprüfen

# 8 Hilfeleistungen bei Zwischenfällen und Unfällen

Wird nur bis zur Zwischenprüfung vermittelt.

# 9 Praxisorganisation und -verwaltung

## Inhalt

### 9.1 Praxisabläufe

a) Ablagesysteme einrichten, Registratur und Archivierungsarbeiten unter Berücksichtigung von Aufbewahrungsfristen durchführen

b) Bei der Organisation des zahnärztlichen Notdienstes in der Praxis mitwirken

c) Ablauf der Abrechnung organisieren

### 9.2 Verwaltungsarbeiten

c) Schriftverkehr durchführen

d) Vordrucke und Formulare bearbeiten

e) Dokumentationspflichten zu Rechtsverordnungen umsetzen

### 9.3 Rechnungswesen

a) Zahlungsvorgänge abwickeln

b) Zahlungseingänge und -ausgänge erfassen und kontrollieren, betriebliches Mahnwesen durchführen

c) Gerichtliches Mahnverfahren einleiten

### 9.4 Materialbeschaffung und -verwaltung

a) Bedarf für den Einkauf von Waren, Arzneimitteln, Werkstoffen und Materialien ermitteln, bei der Beschaffung mitwirken, Bestellungen aufgeben

b) Wareneingang und -ausgang unter Berücksichtigung des Kaufvertrags prüfen

c) Materialien, Werkstoffe und Arzneimittel sachgerecht lagern und überwachen

## 9.1 Praxisabläufe

### a) Ablagesysteme einrichten, Registratur und Archivierungsarbeiten unter Berücksichtigung von Aufbewahrungsfristen durchführen

Die Einrichtung eines Systems muss ja eigentlich vom Chef mit den erfahrensten ZFAs der Praxis besprochen und entschieden werden. Hier zeigt sich wieder, dass die Texter der Aufgaben für die Ausbildungsverordnung ein bisschen lax mit den Verben „einrichten" und „durchführen" umgehen. Aber zum Glück können Ausbilder ja lesen und lassen die Azubis mit dem Einrichten und Durchführen nicht allein, sondern beraten erst einmal die Azubis.

Also, digital archivieren, alles einscannen, ggf. fotografieren, was 'reinkommt? Kann man machen, aber irgendwann muss der Datenschrott dann ausgemistet werden. Daher: unwichtige Post und Datensendungen besser gar nicht erst scannen. Was unwichtig ist, d. h. welche Werbung, welcher Brief, welche Telefonnotiz usw., ist eine Entscheidung, die der Chef treffen sollte.

Was ist dringend zu archivieren?
- Karteikarten, Patienten-Akte mit Briefen, Befunden, Röntgenbildern, Heil- und Kosten-Plänen, Abrechnungen
- Labor-Rechnungen, überhaupt Rechnungen, Lieferscheine, Briefe
- Personalakten mit Gehaltsabrechnungen
- Belehrungen
- Quittungen, Kassenbücher
- bestimmte Gipsmodelle
- Kammer- und KZV-Rundschreiben
- usw.

Bei der Entscheidung, was überhaupt zu archivieren ist, hilft vielleicht die Zahnärztekammer und der Steuerberater (siehe auch die nächste Frage zu den Aufbewahrungsfristen).

Was ist wie lange aufzubewahren?
Da gibt es Hilfestellung von der Zahnärztekammer (die Zahnärztekammer Hamburg bietet z. B. im QM-Center eine Checkliste „Aufbewahrungsfristen", die schon vier Seiten lang ist) und vom Steuerberater, sofern man einen hat.

**Berichtsheft-Ordner:**
Was zum Teufel soll nun hier zu dieser Aufgabe abgeheftet werden. Ellenlange Listen sind nach Ansicht des Verfassers nicht nötig. Da reicht eigentlich das bekannte Schriftstück:

„Zum Thema *Ablagesysteme einrichten, Registratur und Archivierungsarbeiten unter Berücksichtigung von Aufbewahrungsfristen durchführen* wurde am … ein Ausbildungsgespräch geführt. Das praxiseigene QM-System wurde vorgeführt, da dort eine Checkliste zum Thema *Aufbewahrungsfristen und Termine* vorliegt."

## b) Bei der Organisation des zahnärztlichen Notdienstes in der Praxis mitwirken

Große Aufgabe! Azubi soll bei der Organisation mitwirken!
- Dienstplan; wer kommt, wer hat frei, wie wird der Notdienst in Freizeit ausgeglichen oder vergütet?
- Sind alle Formulare vorhanden?

**Berichtsheft-Ordner:**
Protokoll: Wann fand ein Notdienst statt, wie viele Patienten mit welchen Behandlungen nahmen den Notdienst in Anspruch.

## c) Ablauf der Abrechnung organisieren

Die Auszubildende wird ja wohl eher selten den Ablauf organisieren, sondern sie wird sich an den praxisüblichen Ablauf gewöhnen müssen (und kann dann ggf. Verbesserungsvorschläge machen).

**Berichtsheft-Ordner:**
Protokoll: „Die Auszubildende hat am ... bei der
- Quartalsabrechnung
- ZE-Abrechnung
- PAR-; Kfbr-Abrechnung
- Privat-Abrechnung

maßgeblich mitgeholfen. Sie beherrscht die Sortierung der Formulare, die EDV-Abrechnung und Versendung digitaler Dateien an die KZV und die Archivierung mithilfe der Praxissoftware XY.

Die Abgabetermine für Abrechnungen entnimmt sie den Mitgliederrundschreiben der KZV oder der KZV-Homepage."

## 9.2 Verwaltungsarbeiten

### c) Schriftverkehr durchführen

Es geht um die Durchführung; soll der Azubi einmal Briefe schreiben. Die Orthografie ist zu beachten; praxisübliche Briefköpfe müssen verwendet werden.

**Berichtsheft-Ordner:**
- DIN-Normen für Adressfelder und Briefumschlagsformen
- Praxisüblicher Briefkopf, Betreffzeile, Anrede und Grußformeln
- Typische Musterbriefe vom Azubi erstellen lassen und abheften: z. B. an Krankenkassen wegen Fristverlängerung einer HKP-Genehmigung, Recall-Brief, Mahnung, an Labor mit Bitte um Preisliste

### d) Vordrucke und Formulare bearbeiten

Wieder die Übernahme einer Aufgabe, die in allen Ausbildungsberufen vorkommt. Da lässt sich kommentarlos etwas abheften im

**Berichtsheft-Ordner:**
- HKP
- Rezept
- AU-Bescheinigung
- PAR-Status
- Antrag auf Antrag eines Antragsformulars
- usw.

## e) Dokumentationspflichten zu Rechtsverordnungen umsetzen

Rechtsverordnungen sind für jedermann verbindliche Anordnungen, die nicht vom Gesetzgeber, sondern von den durch Gesetz ermächtigten Exekutivorganen erlassen werden.

Auszubildende sollen die Rechtsverordnungen kennen. Dazu müsste man sie erst mal lesen und verstehen und anschließend das „Umsetzen" herausstellen, z. B.:

- Medizinproduktegesetz (Materialbuch, Chargennummern erfassen ...)
- MedGV (Gerätebuch führen, Wartungen veranlassen)
- RöV (Konstanzprüfung usw.)
- Hygiene-Verordnung (Hygieneplan)
- Druckbehälter-Verordnung (Wartungen)
- Sozialgesetzbuch auswendig lernen (kleiner Scherz zwischendurch)
- Berufsgenossenschafts-Vorschriften kennen und ausführen
- vom Amt für Arbeitsschutz erlassene Vorschriften kennen und ausführen

**Berichtsheft-Ordner:**
Zur „Umsetzung" muss nichts abgeheftet werden, oder? Die Berufsgenossenschaft sendet regelmäßig Infos; da ließe sich ein Auszug kopieren. Den Hinweis auf den 60-seitigen Hygieneplan haben wir schon unter 2.2 c) gegeben.

## 9.3 Rechnungswesen

### a) Zahlungsvorgänge abwickeln

Was soll eine Auszubildende da abwickeln? Überweisungen vom Praxiskonto wird sie nicht tätigen, aber natürlich muss der Ausbilder ein Gespräch zum Thema Zahlungsvorgänge führen.

Es gibt verschiedene Zahlungsarten:
- Barzahlung
- elektronische Barzahlung mit Geheimzahl
- Lastschrift per EC-Karte oder auch ohne
- Zahlung per Kreditkarte
- Zahlung per Scheck
- Überweisung

**Barzahlung annehmen und quittieren**

Den Auszubildenden muss deutlich gemacht werden, dass dieser Vorgang konzentriert durchgeführt werden muss, da Fehler sehr unangenehm sind. Ein Taschenrechner rechnet richtig, sofern man richtig tippt. Der Betrag sollte deshalb nochmals „überschlagen" und durch Kopfrechnung auf Plausibilität überprüft werden. Die Zahlung muss quittiert werden, damit der Patient einen Beleg dafür hat. Dies kann auf der Rechnung selbst erfolgen oder durch eine gedruckte Quittung oder durch einen Quittungsblock mit Durchschrift. Gedruckte Quittungen oder auch der „Quittungsblock" können sich dann auf die Rechnungsnummer beziehen; ansonsten muss die Quittung eine Nummer enthalten, damit man die Zahlung einem Vorgang und einem Patienten zuordnen kann.

### Fehler: zu wenig Geld zurückgegeben = zu viel Geld in der Praxiskasse

Bei der Barzahlung können sich leicht Fehler einschleichen. Schon bei der Geldannahme sollte man den erhaltenen Betrag dem Patienten „vorzählen", damit dieser sieht, welche Scheine und Münzen er gegeben hat. Vielleicht sollte man den Betrag in einer separaten Schale zunächst liegen lassen und die Scheine und Münzen nicht sogleich in die Kasse sortieren. Mancher Patient ist sonst der felsenfesten Überzeugung, er hätte einen „Hunderter" gegeben, obwohl es ein „Zehner" war. In der Praxis des Autors ist dies passiert, wobei der Patient sogar schon vor die Praxistür getreten und erst dann umgekehrt war, um den Vorwurf zu äußern ...; wie diese Situation gemeistert werden konnte, wird hier aber nicht verraten; da können Ausbilder und Auszubildende einmal selbst einen Ausweg suchen.

Findet sich bei der Abrechnung zu viel Geld in der Kasse, gehört das Geld nicht dem „Finder"; gerechtigkeitshalber muss gesucht werden, wo bzw. bei wem der Fehler passierte. Kann man das Geld demjenigen zurückgeben, dem es gehört? Oder ist es nicht ermittelbar? Soll dann das Geld in eine „Abteilung" abgelegt werden, für den Fall, dass einmal zu viel herausgegeben wurde? Dies ist mit dem Inhaber/Team-Chef zu diskutieren!

### Fehler: zu wenig Geld in der Praxiskasse

Wenn mehrere Personen zur Führung der Bargeldkasse befugt sind, ist es besonders peinlich, weil mehrere Personen in den Verdacht geraten, einen Fehler verursacht zu haben. Lässt sich ermitteln, wann und wem der Fehler unterlief? Wie soll der fehlende Betrag ersetzt werden, wenn es nicht zu ermitteln ist, wann das Geld „verschwand". War ein Dieb an der Kasse? Sehr unschön ist es, wenn die Kriminalpolizei zur Ermittlung hinzugezogen werden muss, versteckte Kameras aufgestellt oder

Geldscheine und Münzen mit unsichtbarem Indikatorpulver markiert werden müssen ...

## Kassenbuch für Bargeldkasse

Die Zahnarztpraxis ist kein Kiosk, der Süßigkeiten und Zeitungen mit vielen Münzzahlungen und ohne „Bon-Ausgabe" zu verzeichnen hat.

Die Zahnarztpraxis muss ein reales oder elektronisches Kassenbuch führen und jede Einnahme und Ausgabe muss nachvollziehbar sein. Dazu ist der Zweck oder die Rechnung anzugeben und der Name des Einzahlenden (z. B. Patienten) oder Entgegennehmenden (z. B. Lieferant, Bote). Am besten ist es, wenn zusätzlich der Kassenvorgang von demjenigen mit einem Kürzel/der Unterschrift bestätigt wird, der diesen Vorgang zu verantworten hat.

## Bargeldlose Zahlungen

Die anderen Zahlungen werden in der Regel durch elektronische Verfahren dokumentiert. Wenn sich jemand vertippt und bei der elektronischen Zahlung mit Geheimzahl versehentlich 1000 statt 100 Euro bestätigt, dann lässt sich dieser Fehler auch wieder beheben und zuordnen.

## Berichtsheft-Ordner:
- schriftliche Bestätigung, dass die Auszubildende über das Abwickeln von Zahlungsvorgängen instruiert wurde
- Muster einer Quittung
- Muster des Kassenbuches

## b) Zahlungseingänge und -ausgänge erfassen und kontrollieren, betriebliches Mahnwesen durchführen

Wiederholung von 9.3 a): Wenn die Auszubildende und andere Mitarbeiter keinen Einblick in die Kontoauszüge des Praxisinhabers nehmen dürfen, so muss ihnen vom Kontoinhaber (dem Zahnarzt) mitgeteilt werden, welche Patienten welchen Betrag wann überwiesen haben, damit der „offene Posten" getilgt werden kann und der Patient kein Schuldner mehr ist.

Zahlungsausgänge sind entweder die Barauszahlung aus der Kasse bei Lieferung von Praxisbedarf oder Überweisungen z. B. der Monatsrechnung an das Fremdlabor/den Zahntechniker oder die Monatsgehälter; diese Überweisungen wird wohl kaum der Azubi „durchführen". Aber ihm muss klargemacht werden, dass der Zahnarzt das macht und die Praxis ein kleines Unternehmen ist.

**Offene Posten kontrollieren**

In der Regel werden Rechnungen heutzutage in den Praxen per PC erstellt, und von der Software werden diese Rechnungsbeträge einer Liste offener Posten zugeordnet. Die Kontrolle dieser Liste ist demnach einfach.

Wird zusätzlich und zur Sicherheit gegen mehrtägige PC-Defekte ein Ausdruck auf Papier oder ein handschriftliches zweites Rechnungsbuch geführt, müssen eben in allen Listen eingehende Zahlungen eingetragen und „offene Posten" getilgt werden.

### Betriebliches Mahnwesen durchführen

Stellt sich bei Kontrolle der offenen Posten heraus, dass ein Patient noch nicht gezahlt hat, kann er nach Vorgabe des Praxisinhabers gemahnt werden – vielleicht hat der Patient die Rechnung nicht erhalten, schlicht vergessen oder falsch überwiesen. Je nach Geduld und Einschätzung des Praxisinhabers kommen dafür verschiedene Erinnerungsbriefe oder auch telefonische Erinnerungen in Betracht. Das betriebliche Mahnwesen ist von einem gerichtlichen Mahnverfahren zu unterscheiden.

### Inkasso-Unternehmen/Faktoring

Falls die Zahnarztpraxis von ihren Patienten eine Einwilligung hat, dass Leistungen „extern" von einem Finanzdienstleister abgerechnet werden, wird dieser über die erfolgten Leistungen des Zahnarztes am Patienten informiert, dann die Rechnungen schreiben, die Zahlungseingänge kontrollieren und ggf. das Mahnwesen und Mahnverfahren durchführen. Diese Firmen berechnen für ihre Dienstleistung eine Gebühr (meist einen gewissen Prozentsatz von der Einzelrechnung des Patienten, die der Zahnarzt zu zahlen hat) und zahlen dann den verbleibenden Rechnungsbetrag des Patienten an den Zahnarzt.

### Ratenzahlungen vereinbaren (ggf. mit Lastschrifteinzug)

Es ist möglich, dem Patienten bei Zahlungsschwierigkeiten einen Ratenzahlungsvertrag anzubieten und dabei auch (nicht mehr als die bei einem Kreditinstitut üblichen) Zinsen zu berechnen. Die Einwilligung des Patienten zum Lastschrifteinzug vom Konto erleichtert manchmal die Abwicklung bei Schuldnern mit schlechtem „Erinnerungsvermögen" oder mangelnder Pünktlichkeit. Mit ihren Unterschriften unter einem Ratenzahlungsvertrag willigen Zahnarzt und Patient in diesen Vertrag ein. Eine „kassatorische Klausel" kann dem Vertrag hinzugefügt werden. Sie soll ausdrücken: Werden die Raten nicht pünktlich gezahlt bzw. ist die Lastschrift nicht einziehbar, gilt der Vertrag als gebrochen, und die ursprüngliche oder verbleibende Summe ist sofort fällig.

**Berichtsheft-Ordner:**
- z. B. Kopie einer Liste offener Posten (Namen unkenntlich machen)
- Arbeitsanweisung betriebliches Mahnwesen (sofern vorhanden)
- Muster Ratenzahlungsvereinbarung
- Musterbrief zur Erinnerung
- Betriebsverfahren von Inkasso-Unternehmen schildern

## c) Gerichtliches Mahnverfahren einleiten

Ob ein „Gerichtliches Mahnverfahren" eingeleitet wird, entscheidet nicht der Azubi oder die ZFA, sondern der Zahnarzt. Ist eine Rechnung trotz Fälligkeit nicht bezahlt worden, kann der Gläubiger (in diesem Fall der Zahnarzt) sofort ein gerichtliches Mahnverfahren einleiten. Der Zahnarzt, der ein gerichtliches Mahnverfahren betreibt, sollte sicher sein, dass der Patient die Rechnung erhalten hat und auch darüber aufgeklärt war, dass er für eine zahnärztliche Leistung eine Rechnung erhalten wird.

Das „Gerichtliche Mahnverfahren" ist ein Gerichtsverfahren, das in Deutschland der vereinfachten Durchsetzung von Geldforderungen dient. Es ist in §§ 688 ff. ZPO geregelt. Das Mahnverfahren ermöglicht die Vollstreckung einer Geldforderung ohne Klageerhebung, daher auch ohne Urteil. Zuständig ist ein zentrales Mahngericht im jeweiligen Bundesland.

Das Verfahren wird von einem Rechtspfleger oder sogar vollautomatisiert durchgeführt, ohne dass geprüft wird, ob dem Antragsteller der Zahlungsanspruch tatsächlich zusteht. Das Mahnverfahren ist damit eine schnelle und kostensparende Alternative zum gewöhnlichen Zivilprozess, die sich besonders für Ansprüche eignet, über die kein Streit besteht. Ob ein spezielles Formular (der Mahnbescheid) beim Mahngericht oder im Buchhandel besorgt werden muss oder online beim Mahngericht zur Verfügung steht, hängt vom Gerichtsbezirk/Bundesland ab und muss von jeder Zahnarztpraxis erkundet werden.

Ziel des Verfahrens ist zunächst, einen Schuldner zur Zahlung zu bewegen. Am Ende des Mahnverfahrens steht jedoch der Vollstreckungsbescheid. Das ist ein Vollstreckungstitel, mit dem der Gläubiger seine Geldforderung vollstrecken kann (§ 794 Abs. 1 Nr. 4 ZPO).

**Berichtsheft-Ordner:**
- Auftrag an die Auszubildende: Finde heraus, welches Mahngericht für die Praxis zuständig ist und wie ein Gerichtliches Mahnverfahren dann erfolgen kann.
- Kennwort in Internet: Gerichtliches Mahnverfahren in …. (Praxisstandort/Bundesland); ggf. Download-Broschüre des zuständigen Mahngerichtes ausdrucken

## 9.4 Materialbeschaffung und -verwaltung

### a) Bedarf für den Einkauf von Waren, Arzneimitteln, Werkstoffen und Materialien ermitteln, bei der Beschaffung mitwirken, Bestellungen aufgeben

**Bedarf ermitteln:**

Wenn eine Praxis bereits existiert, wird es Erfahrungswerte geben, was man so braucht.

Ein **Materialbuch/Praxisordner** mit Gebrauchsanweisungen, Inhaltsangaben, Beschaffungsquelle und Preislisten sollte zurate gezogen werden. Nach dem **Medizinproduktegesetz** müssen bestimmte Produkte zusätzlich mit Kennzeichen und Chargennummern verzeichnet sein; ihnen müssen Gebrauchsanweisungen oder Produktbeschreibungen zugeordnet werden.

Außerdem gibt es für den Praxis-PC bestimmt auch eine **Materialverwaltungs-Software**, die den Überblick erleichtert. Anhand einer Inventur kann ermittelt werden, welche angebrochenen Materialien und Vorräte vorhanden sind.

Als Service des Dental-Depots oder Versandhandels, bei dem in der Regel bestellt wird, ließe sich sicher auch ein Jahresüberblick als Ausdruck erbitten.

**Bei der Beschaffung mitwirken:**

Auszubildende können mithilfe der Kataloge oder des Internets Angebote vergleichen. Dazu müssen auch die Kaufvertragskonditionen beachtet werden:
- Wann muss gezahlt werden/Zahlungsziel/Zinsgewinn?
- Höhe von Skonto/Rabatt/Natural-Rabatt?

- Liefergebühren?
- Rücknahmebedingungen/Garantien/Kosten für Rücknahme

Schließlich ist zu ermitteln, wie zeitaufwendig die Angebotsvergleiche sind und was diese Arbeitszeit kostet.

**Bei Lieferung beachten:**
- Bestellzettel der Praxis mit Lieferschein vergleichen
- Waren auf Beschädigung/Verfallsdatum prüfen
- Rechnung mit Lieferung vergleichen, Endpreise mit Kostenvoranschlag

Im **Berichtsheft-Ordner** Kopien von folgenden Unterlagen abheften:
- Bestellschein
- Kostenvoranschlag
- Lieferschein
- Monatsrechnung Depot
- Materialbuch-Auszug
- usw.

## b) Wareneingang und -ausgang unter Berücksichtigung des Kaufvertrags prüfen

Siehe auch 9.4 a).

Bei Schäden an den gelieferten Waren reklamieren, Fristen prüfen und Reklamation bestätigen lassen, Rücklieferung veranlassen, durchführen und dokumentieren.

**Berichtsheft-Ordner:**
- Kopie eines Rücksendescheins
- Lieferbedingungen aus Kaufvertrag/Katalog

### c) Materialien, Werkstoffe und Arzneimittel sachgerecht lagern und überwachen

Siehe 9.4 a und b).

Jede Praxis wird ihr spezifisches System der Bevorratung führen und Listen bzw. Kalender dazu eingerichtet haben. Und trotzdem wird es Fehler geben, aus denen man lernen kann.

- Sachgerechte Lagerung: schwere Waren unten in Regalen, Gewicht/zulässige Belastung des Regals beachten
- Gefahrgut kennzeichnen und sicher aufbewahren
- Verfallsdaten beachten und bei Einlagerung ältere Stoffe griffbereit nach vorne, frischere Ware nach hinten einsortieren; in Kalender Hinweis auf Verfall eintragen
- Herstellergaben zur Lagerung überprüfen (können sich ändern) und berücksichtigen
- Chargennummern aufnehmen, sofern nötig
- gesunden Menschenverstand einschalten, damit die Büroklammer nicht im Kühlschrank und das Käsebrot nicht hinter der Heizung gelagert wird

**Berichtsheft-Ordner:**
- Lagerungshinweis für Gefahrstoffe
- Kopie der Lager-Liste/des Kalenders

# 10 Abrechnung von Leistungen

## Inhalt

b) Heil- und Kostenpläne auf Grundlage vorgegebener Therapiepläne erstellen, über Kostenzusammensetzung informieren

c) Erbrachte Leistungen für die gesetzlichen Krankenversicherungen und sonstigen Kostenträger erfassen, die Abrechnung erstellen und weiterleiten

d) Vorschriften der Sozialgesetzgebung umsetzen

e) Privatliquidation erstellen

f) Zahntechnische Material- und Laborrechnungen überprüfen

## b) Heil- und Kostenpläne auf Grundlage vorgegebener Therapiepläne erstellen, über Kostenzusammensetzung informieren

Der Ausbilder gibt zur Übung verschiedene Fälle mit Befund und Therapieplan vor. Zu beachten sind:

- Versicherten-Status
- GOZ-Multiplikator, Begründung, abweichende Vereinbarungen
- Befundsymbole und Therapieplanabkürzungen
- Abdingungen
- Mehrkostenvereinbarungen und die dazugehörigen Patientenaufklärungen

Die Azubis handeln, legen die Übungspläne vor, haben ein oder mehrere Ausbildungsgespräch(e) und heften die Übungspläne in den **Berichtsheft-Ordner**.

## c) Erbrachte Leistungen für die gesetzlichen Krankenversicherungen und sonstigen Kostenträger erfassen, die Abrechnung erstellen und weiterleiten

Siehe 9.1 c).

Wenn die Ausbildung richtig läuft, dann hat eine ganz normale Auszubildende das Erfassen schon ganz gut gelernt und bei der üblichen Abrechnung zugeschaut. Nun soll der Azubi einfach mal erbrachte Leistungen für die gesetzlichen Krankenversicherungen und sonstigen Kostenträger erfassen, die Abrechnung erstellen und weiterleiten – aber vorher fragen, ob alles richtig ist.

## d) Vorschriften der Sozialgesetzgebung umsetzen

Diese Aufgabe ist etwas allgemein gehalten, was Interpretationsspielräume eröffnet. Sehr pfiffige Azubis diskutieren mit den Ausbildern:
- Was bedeutet das Gebot der Zweckmäßigkeit, Notwendigkeit und Wirtschaftlichkeit in der GKV?
- Was ist der Unterschied zwischen Primär-Kassen und VdEK-Kassen?
- Was ist der Risikostrukturausgleich und der Wettbewerb unter den Krankenkassen?
- Welche Füllungen dürfen werdende oder stillende Mütter bekommen?
- Wie rechnet man Leistungen bei Bundeswehrsoldaten/ Angehörigen des Bundesgrenzschutzes/Polizisten/Zivildienstleistenden/geduldeten Personen ohne Bleiberecht ab?
- Was ist ein Härtefall?
- Was ist ein Budget?
- Was ist eine Mischkalkulation (für die Honorargestaltung)?
- Wer bestimmt über die Sozialgesetzgebung – die Abgeordneten oder die Ministerialbeamten?

Nicht so pfiffige Azubis zählen in einer Fleißarbeit alle Vorschriften der Sozialgesetzgebung auf.

In den **Berichtsheft-Ordner:**
Protokollnotiz; die Auszubildende setzte von ... bis ... Vorschriften der Sozialgesetzgebung (aber nur im Bereich Zahnmedizin) um.

### e) Privatliquidation erstellen

Entweder real Privatliquidationen nach vorhandenen Fällen erstellen oder Musterfälle bearbeiten.

### f) Zahntechnische Material- und Laborrechnungen überprüfen

Zusammen mit einer erfahrenen ZFA oder dem Zahnarzt bei der ZE-Abrechnung zahntechnische Material- und Laborrechnungen überprüfen.